AF356184

OBSERVATIONS

SUR L'USAGE

DES EAUX MINÉRALES

DE POUGUES;

Par M. RAULIN, Docteur en Médecine, Conseiller Médecin ordinaire du Roi, Censeur Royal, de la Société Royale de Londres, des Académies des Belles Lettres, Sciences & Arts de Bordeaux & de Rouën, & de celle des Arcades de Rome.

AVEC

L'ANALYSE CHIMIQUE

DES MÊMES EAUX;

Par M. COSTEL, ancien Apoticaire, Aide-Major des Camps & Armées du Roi, & Maître Apoticaire de Paris.

A PARIS.

Chez EDME, Libraire, quai & à la porte des Augustins.

M. DCC. LXIX.

Avec Approbation & Privilege du Roi.

HIC fons, cujus opem Reges & fama salutem
  Laudavêre ; bibas, promet urramque tibi.

PRÉFACE
DE L'ÉDITEUR.

Quand Pline l'Historien, s'élevoit contre les Médecins de son tems, qui, pour tromper l'impatience des malades, à qui leurs remedes n'apportoient aucun soulagement, finissoient par les envoyer aux Eaux : *Qui diverticulis aquarum fallunt ægrotos*, disoit-il, il avoit sûrement raison. La nature & les propriétés des Eaux Minérales étant alors très-peu connues, on ne pouvoit gueres les ordonner qu'au hazard. Si quelques tentatives heureuses en avoient indiqué les bons effets, on n'avoit aucuns principes constans sur leur application. Et comment auroit - on pu en avoir, puisque la chymie n'existoit pas, puisqu'on ne savoit pas les analiser, pour en connoître exactement le contenu ? Aujourd'hui ce n'est plus cela : La chymie qui décompose tout, solides & fluides, nous met sous les yeux les qualités intrinséques des eaux imprégnées de quelque minéral ou de quelque sel métallique, sous quelque forme qu'il soit réduit. Toutes les Eaux Minérales du Royaume, & les Eaux de Pougues, entr'autres, ont été analisées, essayées, éprouvées avec le plus grand soin;

l'application ne peut plus s'en faire qu'en connoissance de cause.

Les Eaux Minérales de Pougues sont tellement reconnues & depuis longtems, pour être des meilleures Eaux de ce genre, qu'il n'y en a peut-être point sur lesquelles on ait tant écrit, qu'on ait plus célébrées en prose & en vers. On peut voir dans le premier volume de la *Bibliothèque Historique de France*, du Pere le Long, édition nouvelle donnée par *M. Fevret de Fontette*, Conseiller au Parlement de Dijon, 1768. p. 181 & 182, une liste de ces écrits, auxquels on joindra, sans doute, dans les Supplémens, les *Obſervations de M. Raulin*, ſur l'uſage des mêmes Eaux, & leur Analyſe par *M. Coſtel.*

Nous ne préviendrons point le Lecteur ſur le mérite de cet Ouvrage. La ſeule réputation du premier recommande aſſez tout ce qui ſort de ſa plume. On connoît ſon exactitude, ſa préciſion & ſa bonne méthode. Après les plus ſages préceptes, pour l'uſage des Eaux de Pougues, dans les maladies où elles ſont évidemment indiquées, il appuye ſa bonne doctrine des faits d'obſervation les plus ſûrs, tant anciens que modernes, qu'il a pu recueiïlir. A la ſuite de ſon Ouvrage, eſt

l'Analyse Chimique des mêmes Eaux, expofée dans le
plus grand détail, par *M.
Coftel*, qui n'a épargné ni
foins ni dépenfes pour méri-
ter les fuffrages. On eft té-
moin de la précifion & du
tems qu'il a mis à fon travail.
Une fimple lecture fuffira
pour montrer qu'il a épuifé
les expériences en ce genre.
Il feroit à fouhaiter que toutes les eaux minérales fuffent
analifées avec cette exactitude & ce concours de preu-
ves ; car ce n'eft que d'après
un pareil examen qu'on peut
juger de leurs vertus & fon-
der des obfervations folides.
Jufqu'ici on avoit regardé les
Réactifs en ce cas comme in-
fuffifans, ou même comme

infideles; mais M. *Coſtel* en a
ſu tirer le parti le plus avanta-
geux : il a éclairé l'action des
uns par celle des autres.
C'eſt ainſi qu'un bon Artiſte
parvient à la vérité par un
moyen regardé par d'autres
comme une ſource d'erreurs.

Ajoutons , pour l'inſtruc-
tion des particuliers , quelques circonſtances , à la deſcription que M. Raulin fait
ici, pag. 3 & ſuiv. de l'endroit où l'on prend ces Eaux.

La route de Paris à Pou-
gues, qui eſt une des grandes routes de Lyon, eſt très-
belle & très-agréable ; on y
a toutes les commodités poſ-
ſibles : bon vin , & alimens
ſalubres en tout genre.

Le Bourg de Pougues a

beaucoup d'agrémens ; l'air
y eſt fort ſain ; il y a des
promenades champêtres, &
ſur-tout beaucoup de cou-
vert. Le pain & le vin y ſont
excellens. On y boit com-
munément du vin blanc de
Pouilly, qui a de la réputation, & dont l'uſage eſt re-
commandé, avec une croute
de pain, immédiatement
après qu'on a pris les Eaux.
Ce déjeûner qui ne charge
point, n'empêche pas de dîner de bon appétit.

Les Habitans de Nevers
qui ont des biens ou des
vignes dans le territoire de
Pougues, y entretiennent
des maiſons commodes, très-
logeables & proprement
meublées. On les loue en

tout ou en partie, & à tel
terme que l'on veut. Il y a
un bureau de poste, & le
grand-courier passe plusieurs
fois la semaine par le bourg.
Plusieurs carrosses & voitu-
res publiques passent aussi
par cette route. A l'entrée
du bourg, est une source
d'eau douce très-bonne ; &
la Loire dont l'eau est une
des meilleures du Royau-
me, n'est éloignée que d'environ une lieue.

La ville de Nevers qui
n'est qu'à deux lieues de
Pougues, fait seule une vraie
promenade, qui présente
des points de vue variés &
de belles perspectives de la
plus grande étendue.

Enfin la position des Eaux,

dans un aspect riant & dans un pays bien ouvert, ne sauroit être plus agréable : avantage presque unique ou dont jouissent très-peud'eaux minérales en France & ailleurs. Son A. S. Mgr. le Prince de Conti a fait planter plusieurs allées d'arbres, qui aboutissent au grand chemin & qui conduisent aux Eaux. Du lieu où elles sont, on traverse une prairie charmante, dans laquelle on a pratiqué de petits chemins sablés à l'Angloise, pour s'y promener à pied sec. Au milieu de cette prairie, est une allée de tilleuls qui mene à un plateau d'où l'on découvre le village à gauche, & à droite près de deux

lieues de la grande route.
Au retour de cette même
allée aux Eaux, on a l'af-
pect d'un grand vignoble,
de plufieurs bouquets de
bois, & de collines qui dé-
crivent une efpece de fer à
cheval, dont les deux ex-
trémités ont deux lieues d'é-
loignement. Le bas pays,
fertile en grains, forme un
terrein qui varie encore la
fcene, étant coupé de mon-
ticules dont tous les fonds
font des prairies.

OBSERVATIONS

OBSERVATIONS
SUR L'USAGE

Des Eaux Minérales de POUGUES, & sur les Maladies auxquelles elles sont propres.

CHAPITRE PREMIER.

Généralités sur les Eaux Minérales de Pougues.

LA nature a élevé sur la surface de la terre, des sources d'Eaux Minérales, propres à remédier

A

aux maladies que les secours ordinaires de l'art ne guérissent pas. Les combinaisons des principes de ces Eaux établissent leurs qualités , & font leurs différentes vertus. On distingue leurs principes par l'analyse ; & leurs qualités sont démontrées par les guérisons qu'elles opèrent.

On divise , en général , les Eaux Minérales en sulfureuses, en alkalines & en ferrugineuses. Celles qui sont susceptibles de divisions particuliéres, dépendent de quelqu'un de ces principes généraux , qui en fait l'essence & en détermine le caractère. On distingue les Eaux Minérales en chaudes & en froides ; cette différence dépend de celle du feu dont elles sont imprégnées , & du plus ou du moins d'activité de cet élément.

Les Eaux de Pougues sont froides. Nous en ferons connoître les

vertus par des expériences folides, & d'après des obfervations
qui fe font multipliées depuis
plufieurs fiècles.

Pougues eft un bourg (1) fitué
dans la province du Nivernois,
fur la grande route de Paris à
Lyon, à deux lieues de Nevers,
à quatre lieues de la Charité,
& à une journée de Moulins &
de Bourges. La riviere de Loire
en eft à une lieue & demie, & le
port le plus près à Germigny. Le
bourg eft fitué de façon que l'air
en eft très falubre ; le pays des
environs eft entre-coupé de petites montagnes fertiles en grains,
couvertes de vignes ; le terrein en
eft pierreux ; on y découvre beaucoup de terre calcaire, très-mar-
tiale ; & la province fournit des
mines de fer très - abondantes.
Les vallons & les plaines des en-

( ) Nommé anciennement *St. Leger de
Pougues.*

A ij

virons forment des prairies humides, qui cependant ne font pas
marécageufes, parce qu'on y a
facilité l'écoulement des eaux.

La fontaine des Eaux Minérales eft fituée dans une de ces
prairies, à quatre cent pas du
bourg, & à fix cent de la plus
haute montagne des environs.
Elle eft entourée d'un quarré de
muraille de vingt-cinq à trente
pieds de circonférence. Le puits
qui contient les eaux, eft bâti
en pierre de taille; il a trois pieds
de diamètre, & plus de vingt
de profondeur. On a placé vers
le milieu une table de fer fondu,
où l'on a pratiqué une ouverture
d'environ un pied de diamètre,
par où les eaux s'élevent avec impétuofité. Cette fource eft très-
abondante; fes eaux coulent également dans tous les temps de
l'année.

Le mur qui environne la fon-

[5]

taine, exiftoit tel qu'il eft aujourd'hui, au commencement du
feizieme fiecle. Il y avoit alors
dans fon enceinte, deux fontai-
nes qui n'étoient qu'à un pied de
diftance l'une de l'autre. Celle
qui étoit à la droite du bourg,
s'appelloit de *St Leger* (1). Les
habitans du pays y faifoient des
neuvaines en l'honneur de ce
Saint ; ils en buvoient quelques
verres, tous les matins pendant
neuf jours, pour guérir l'hydropi-
fie, les maladies de la peau, les
dartres, &c. La fontaine à gauche s'appelloit *St. Marcel.* La premiere s'eft infenfiblement réunie
à celle-ci, de forte que depuis
longtems elles n'en font qu'une.
Sans doute que les Eaux Minérales de Pougues avoient de la
célébrité dans les tems les plus
éloignés, puifque dans le quin-

(1) Nom du bourg qu'on avoit donné à
cette fource.

A ij

zieme siécle le peuple les avoit
en vénération.

Vers le milieu du seizieme siécle , cinq à six cens personnes se
rendoient tous les ans à Pougues
des provinces voisines & même
des provinces éloignées , pour
guérir de différentes maladies.
Ce fut alors que le Prince de
Mantoue (2) prit les Eaux à leur
source. Henry III (3), Catherine de Médicis (4) , la Princesse de Longueville (5) , Ma-

(2) Charles de Gonzague , Duc de Nevers , prit les Eaux de Pougues , l'année 1568.

(3) Roi de France , 1585.

(4) Reine de France. Cette Princesse , en
reconnoissance des bons effets qu'elle avoit obtenus des Eaux de Pougues , établit un couvent
de Capucins à peu de distance de leur source.

(5) Catherine de Gonzague , fille de Louis
Prince de Mantoue , & d'Henriette de Cleves,
Duchesse de Nevers & de Rethel , qui avoit
épousé en 1588 , Henry d'Orléans premier du
nom, Duc de Longueville , Souverain de Neu-
chatel , Comte de Dunois , Chevalier des Or-
dres du Roi.

rie de Gonzague (6), la Baronne de Retz (7), s'y rendirent en différens tems. Henry IV les fit transporter à St. Maur-des-Fossés en 1602, & Louis XIV à St. Germain-en-Laye en 1686. Elles produisirent sur ces grands Rois les effets qu'on en avoit espéré. S. A. S. Monseigneur le Prince de Conti a pris les Eaux de Pougues pendant trois années consécutives ; elles lui ont très-bien réussi : ce qui l'a engagé à acheter des terreins aux environs de la fontaine des Eaux Minérales, à y faire pratiquer des promenades, des allées, planter des tilleuls, & construire une galerie étendue, où les malades se promenent à l'abri du mauvais tems.

Des Chymistes du dernier sié-

(6) Sœur de Catherine, mariée en 1599 à Henry de Lorraine, Duc de Mayenne.

(7) Claude-Catherine de Clermont, célèbre par son esprit.

cle regardoient le ſel qu'ils reti-
roient des Eaux de Pougues ,
comme un vrai nitre ſemblable
au *natrum* des anciens ; d'autres
ont conclu , d'après les expériences auxquelles ils les ont ſoumi-
ſes , qu'elles ſont ferrugineuſes,
vitriolées , nitreuſes & ſulfureu-
ſes.

Il paroît par de nouvelles expériences faites ſur ces Eaux, par
M. Coſtel M. Apoticaire de Paris , qu'elles contiennent 1° un
principe volatil , qui n'eſt autre
choſe qu'un air ſemblable à celui
que nous reſpirons ; & que leur
ſaveur vive & piquante ne provient que de l'activité du reſſort
de cet élément , qui ſe développe
avec force , pour ſe dégager de
l'eſpece de combinaiſon qu'il a
contractée avec ce fluide. 2° Une
terre abſorbante & du fer , en
diſſolution par eux - mêmes , in-
dépendamment d'aucune matiere

saline. 3° Un sel marin, avec sur-abondance d'alkali minéral.

C'est de la combinaison de tous ces principes & de leurs proportions respectives, que les Eaux Minérales de Pougues tiennent leurs propriétés & leurs vertus. Elles sont, en général, laxatives par les garderobes, apéritives, dieurétiques, diaphorétiques & même sudorifiques, sur - tout pendant le sommeil, lorsqu'elles passent lentement par les autres voies : elles sont fondantes, détersives, rafraîchissantes & toniques ; elles fortifient plutôt que d'affoiblir, à l'occasion des évacuations qu'elles suscitent. Les Eaux de Pougues rendent le ton naturel aux solides relâchés, raniment le système vasculeux & nerveux, lorsqu'il est affoibli ; donnent de l'activité aux liquides, lorsque leur circulation est rallentie ; rectifient les sécrétions,

lorfqu'elles font en défordre ; excitent les excrétions & les réta-
bliffent, lorfqu'elles font irrégu-
lieres, diminuées ou fupprimées.

CHAPITRE II.

Maladies auxquelles les Eaux de Pougues font propres.

ON a reconnu par des expériences fur les Eaux Minérales de
Pougues, leurs principes & leurs
propriétés ; & l'on s'eft inftruit
par des obfervations, des maladies auxquelles elles font propres.
Dans tous les tems, elles ont été
recommandées pour les hydropi-
fies ; elles ont guéri des anafar-
ques & des afcites. Elles conviennent principalement à la jauniffe
& aux maladies qui proviennent
d'obftructions ou d'autres engorgemens chroniques du foie, de

la rate & des autres viſceres. On
les employe utilement dans les
néphrétiques , dans les ulceres
des reins & de la veſſie , dans la
difficulté d'uriner , dans les ardeurs d'urine , dans les écoule-
mens gonorrhoïques invétérés ,
principalement lorſqu'ils proviennent du relâchement des vaiſſeaux ſpermatiques : elles ne ſont
pas moins utiles dans la mélancolie hyſtérique & dans l'hypocondriaque. Elles produiſent des
effets très-prompts dans les dérangemens de l'eſtomac , dans les
coliques bilieuſes , venteuſes , hiſ-
tériques , excrémenteuſes , glai-
reuſes & d'autres eſpeces ; dans
le vomiſſement , les cours de ventre , le vomiſſement de ſang &
les hémorragies , ſur-tout dans
celles qui proviennent des voies
des urines. Elles ſont efficaces
dans les rhumatiſmes , les migraines , les douleurs de tête invé-

térées , les vertiges , les épilep-
fies , les paralyfies ; dans les catharres , les palpitations de cœur,
les oppreffions de poitrine , les
afthmes qui proviennent d'engorgement ou de relâchement des
vifceres. Elles guériffent les maladies cutanées , telles que les
éréfipelles, galles, dartres, de-
mangeaifous. Les Eaux de Pougues font propres en général aux
maladies qui proviennent de la
denfité des liquides , de l'irrégularité des folides, principalement
lorfque la maffe du fang eft vif-
queufe , & chargée de matieres
étrangeres , en état de défunir
fes principes , ou de troubler la
régularité de leur concours.

Les Eaux de Pougues font propres aux hommes & aux femmes , dans les maladies que je
viens d'indiquer , qui font com-
munes aux deux fexes. Elles ont
auffi une vértu finguliere , daus

plusieurs de celles qui sont particulieres aux femmes : elles re-
médient à la stérilité qui provient d'embarras à la matrice ,
dans les parties qui en dépendent , ou dans les autres visceres
qui ont du rapport avec ceux de
la génération. Elles ne sont pas
moins salutaires pour prévenir
des avortemens , principalement
lorsque la matrice est trop humide , enduite d'une humeur mu-
cueuse extraordinaire , ou lorsque
ses ligamens sont relâchés. Elles
guérissent les pâles couleurs , fa-
cilitent l'écoulement des regles
retardées, les accélerent lorsque
elles sont suspendues , les réta-
blissent lorsqu'elles sont suppri-
mées, & dissipent les obstructions,
les tumeurs & les autres embarras
qui causent leur irrégularité , ou
qui provoquent leur abondance.
Elles produisent le même effet
sur les embarras des visceres qui

occaſionnent les fleurs blanches;
& ſont d'un puiſſant ſecours dans
cet écoulement, lorſqu'il eſt produit par le relâchement des vaiſſeaux , par la denſité glutineuſe
du ſang , ou par l'âcreté de la
partie blanche de ce liquide. Les
affections nerveuſes, les vapeurs,
les convulſions , la mélancolie ,
la fureur utérine & les autres
accidens ſpaſmodiques ſont mo-
dérés , diminués , ſuſpendus ou
diſſipés par l'uſage des Eaux de
Pougues. Elles ſont principalement efficaces pour ces dérangemens dont les paſſions & les excès dans le régime ont établi la
cauſe éloignée , & qui reconnoiſ-
ſent pour cauſe prochaine la roideur & l'irritabilité exceſſive des
fibres organiques de la matrice.
Elles produiſent le même effet
ſur la ſenſibilité trop exquiſe des
fibres nerveuſes , ſur l'engorgement des vaiſſeaux , le déſordre

général ou particulier de la masse des liquides, sur-tout lorsqu'il provient de leur épaisissement ou de leur glutinosité.

CHAPITRE III.

Maladies auxquelles les Eaux de Pougues sont contraires.

Si les Eaux Minérales de Pougues sont propres à plusieurs maladies & contraires à d'autres, il en est de même de tous les remèdes, dont la Médecine retire les plus grands avantages. Les maladies dans lesquelles ces Eaux réussissent le mieux, ne font qu'empirer, lorsqu'on les employe à contre-tems, mal-à-propos ; lorsqu'elles ne font pas précédées d'une préparation convenable, accompagnées du regime de vie qu'exige leur ufage , & fuivies de ménagemens néceffaires pour foutenir leur effet. C'eft témérité que d'y avoir recours dans les maladies aiguës, dans les inflammatoires & les inflammations , dans les maladies chroniques incurables ; elles ne fauroient qu'y être nuifibles : elles peuvent réuffir dans les fievres lentes qui proviennent d'obftructions, mais non pas dans les putrides , ni dans les malignes. Quel fecours pourroiton en efpérer dans les phthifies nerveufes au dernier degré , dans la diffolution générale des liquides , dans une cachexie parfaite ? La nature a perdu alors toutes fes reffources : l'art n'eft point fait pour lui en donner ; il ne peut que foutenir & exciter celles qui lui reftent, il n'eft point créateur.

Les Eaux de Pougues ont été regardées, dans les tems les plus éloignés, comme spécifiques dans les hydropisies ; cependant elles n'en guérissent pas de celles où la dissolution des liquides est parfaite. On les regardoit anciennement & on les regarde aujourd'hui, comme souveraines dans les coliques néphrétiques ; mais elles ne sauroient briser ni dissoudre des pierres dans les reins, sur-tout de celles qui ont acquis de la dureté. De Massac (1) Médecin fameux, ne s'est pas laissé séduire par un anthousiasme poétique ; il avoue dans son Poëme sur les Eaux de Pougues, qu'elles ne peuvent dissoudre qu'une espece de pierre percée en plusieurs

(1) M. de Massac étoit Doyen de la Faculté de Médecine d'Orléans, au commencement du seizieme siécle. Il fit un Poëme en vers latins sur les Eaux de Pougues, par ordre de Catherine de Lorraine. Il étoit natif de Clairac en Agenois, où sa famille est encore aujourd'hui regardée avec distinction. Clairac est la patrie de M. le Chevalier de Vivens, qui tient un rang distingué parmi les savans de ce siécle.

endroits, qui a la figure d'une pierre - ponce, ou qui reſſemble au tuf, que l'ardeur du ſoleil réduiroit en pouſſiere. L'uſage des Eaux de Pougues eſt toujours très-utile à ceux qui ont des pierres trop dures pour être diſſoutes ; il prévient leur progrès, en tenant dans une eſpece de diſſolution les fluides tartareux dont elles ſe forment. Ces Eaux diſſipent les engorgemens des viſceres du bas ventre , & même les obſtructions récentes ; mais on ne peut pas ſe flatter qu'elles guériſſent des ſquirres invétérés, lorſqu'ils ont acquis la dureté dont ils ſont ſuſceptibles. Elles ſont nuiſibles aux pulmoniques, aux aſthmatiques , & contraires dans les rhumes, les catharres, les fluxions. Elles peuvent guérir les douleurs de tête , les migraines, lorſqu'elles ſont ſymptomatiques, mais non pas lorſqu'elles

proviennent de vices particuliers
dans l'intérieur de la tête.

Les Eaux Minérales, de quelqu'efpece qu'elles foient , font
ordinairement peu efficaces dans
les maladies chroniques compli-
quées ; cependant il eft des cas
où elles y font néceffaires. *Pitou*
a obfervé qu'un homme hydro-
pique , qui avoit en même tems
une fiévre quarte , guérit de l'hy-
dropifie par l'ufage des Eaux de
Pougues , & non pas de la fiévre. Lorfqu'une maladie eft compliquée , elle provient de caufes
différentes entr'elles : fi celle de
ces caufes qui produit les fymptômes les plus à craindre , peut
être guérie par les Eaux Minérales , comme il arriva au malade de *Pitou* , il faut y avoir recours. Si au contraire c'eft l'autre caufe qui menace du plus
grand danger , on fuit la méthode curative qui lui eft propre ,

selon qu'elle est indiquée par ses symptômes.

CHAPITRE IV.

Précautions néceſſaires avant l'uſage des Eaux Minérales de Pougues ; ſaiſon dans laquelle on doit les prendre.

Les Eaux Minérales ne sont propres qu'aux malades. Hypocrate nous avertit très-sagement que les remedes, de quelqu'espece qu'ils soient, ne peuvent que nuire à ceux dont la santé n'est point altérée. En général, les Eaux de cette qualité dissipent les causes des maladies auxquelles elles conviennent, par une action physique indiquée par leur essence & démontrée par ses effets. Plus les malades sont disposés aux changemens que les Eaux font dans la maffe de leurs liquides, & à ceux qu'elles opèrent fur le fiftême de leurs folides, plus ils en obtiennent des fecours utiles. Le tempérament de chaque malade & chaque maladie ont des fignes différens, qui les caractérifent & les diftinguent les uns des autres : c'eft à ces fignes & aux fymptômes particuliers des maladies, qu'il faut donner la plus grande attention, pour en connoître le vrai caractère.

Les maladies auxquelles les Eaux de Pougues font propres, proviennent ordinairement de quelqu'une des quatre caufes générales, qui fe divifent en plufieurs branches, en maladies particulieres qui confervent le caractère du principe dont elles fe forment. Ces caufes font 1°. la pléthore fanguine, toujours accompagnée de tenfion & de roideur des solides: 2°. L'humorale, qui en produit le relâchement & quelquefois l'irritation : 3°. Les obstructions qui bouchent les calibres des vaisseaux, déroutent la circulation des liquides, & changent en irréguliere la direction naturelle des mouvemens des fibres qui y répondent : 4°. L'excessive irritabilité & l'irrritation du genre nerveux, le désordre des fonctions, la cacochymie ou la cachexie, suites ordinaires des autres causes générales.

La saignée, les bains, les demi-bains domestiques, les boissons émollientes & tempérantes, la diéte, sont les remedes généraux de la pléthore sanguine. On diminue l'humorale par une diéte convenable & l'exercice, par des évacuations à propos, par la transpiration, les urines ou les garde-robes, & par un régime de vie

plutôt ſec qu'aqueux & humectant. On diſſipe les obſtructions
par l'uſage de décoctions de plantes délayantes, apéritives, amè-
res, ſavoneuſes; de gommes apéritives, de compoſitions martiales, antimoniales. Comme la cacochymie provient de cauſes différentes, & principalement du
déſordre des fonctions & de l'irrégularité ou du relâchement du
genre nerveux, c'eſt de la nature
de ces cauſes que l'on doit prendre les principales indications cu-
ratives. Si les maladies particulieres qui proviennent de ces principes, ſont catarreuſes, rhuma-
tiſmales, goûteuſes, nerveuſes,
hypocondriaques, ſcorbutiques,
ſcrophuleuſes, rachitiques, dar-
treuſes ou laiteuſes, on employe
les remedes appropriés à celles
des cauſes qui en ſont le principe
& la ſource. Dans quelle que ce
ſoit de ces maladies, il faut tou-

jours avoir égard aux premieres voies avant que de prendre les Eaux de Pougues, & en faire précéder la boisson par un purgatif employé un jour ou deux avant que d'en commencer l'usage, à moins qu'il n'y ait des indications qui s'y opposent.

C'est par de tels moyens employés à propos, & par un usage convenable des six choses non naturelles, qu'on doit se préparer, au moins pendant quinze jours, à prendre les Eaux de Pougues, pour en retirer les avantages qu'on peut espérer de leurs vertus. Lorsqu'on est ainsi préparé, on peut les commencer avec confiance, les continuer avec sagesse, & en terminer l'usage, selon les effets & les avantages qu'on en a obtenus.

L'été est la saison la plus favorable à l'usage des Eaux Minérales. On commence ordinairement

rement de prendre celles de Pougues vers le 15 du mois de Juin,
& l'on finit vers la fin de Septembre. Comme c'eſt la chaleur
qui favoriſe leur effet, elle doit
auſſi régler le tems de leur boiſ-
ſon ; de ſorte que ſi le mois de
Mai & celui d'Octobre étoient
auſſi chauds que le ſont ordinairement ceux de Juillet & d'Août,
elles auroient pendant ces deux
mois toute leur vertu.

On a cru que les eaux de pluie
& de neige ſe mêloient pendant
la mauvaiſe ſaiſon avec celles de
la ſource minérale de Pougues,
& que dans le tems pluvieux,
leur vertu diminuoit par ce mélange. Il n'y a pas apparence que
cela puiſſe être. Le puits qui contient les Eaux, a vingt pieds de
profondeur, & il eſt bâti de pierres de taille bien cimentées ; la
pluie ne pénetre jamais qu'environ ſix pieds dans la terre, dans

B

les tems même où elle eft le plus abondante, elle ne fauroit gâter la fource : d'ailleurs elle auroit peine à pénétrer dans le puits, même vers la fuperficie, par rapport à la façon dont il eft conftruit.

Cependant la belle faifon, le tems tempéré & fec fans excès, font les plus propres à l'ufage des Eaux Minérales, quand bien même leur vertu feroit toujours égale ; parce qu'il faut du côté de l'air de l'atmofphere & des malades, une difpofition concourante, qui favorife & feconde leur effet. On entend par cette difpofition, la pureté de l'atmofphere & fa plus grande falubrité, la gaîté de l'efprit des malades, la liberté conftante de l'infenfible tranfpiration & des autres fonctions : ce qui n'eft point parfaitement dans l'ordre de la nature, lorfque le tems eft humide

& l'air chargé de vapeurs & d'ex-
halaiſons.

Le tems orageux eſt contraire
à l'uſage des Eaux Minérales.
L'air de nos corps répond exactement aux variations de celui de
l'atmoſphere , il eſt expoſé aux
mêmes excès ; ces excès cauſés
par les orages , ſont irréguliers
& ſouvent violens ; ils portent
& entretiennent le déſordre dans
nos fonctions, pendant qu'ils ont
lieu.

Quoique la qualité des Eaux
de Pougues ne ſoit pas exactement la même dans toutes les
ſaiſons, il eſt des cas preſſans où
l'on peut y avoir recours , dans
le tems même le plus rigoureux,
lorſqu'on ne peut pas en attendre
un plus favorable. Courrade obſerve que ces Eaux guériſſent la
colique de Poitou , en hiver comme en été. Cette obſervation in-
ſinue qu'on peut , dans tous les

tems , leur donner fa confiance pour la guerifon des maladies aux- quelles elles font propres. C'eft pour des raifons femblables, que dans tous les tems on fait ufage des Eaux de Seltz & de Spa tranf- portées. Celles de Pougues ap- prochent beaucoup de la qualité de celles de Seltz , & elles ont toutes les vertus des Eaux de Spa. On leur reconnoît les mêmes principes , la même faveur , le même goût, le même piquant , elles tiennent le ventre libre , au lieu que les autres conftipent ; ce qui rend celles-ci moins propres à réparer les dérangemens de l'ef- tomac , à rétablir les fonctions des premieres voies, à décharger la maffe du fang de fes impure- tés , à rectifier les mouvemens ofcillatoires ou vermiculaires des fibres , & l'action fyftaltique des vaiffeaux , dans l'ordre qui leur eft marqué par la nature. On doit

donc préférer les Eaux de Pougues à celles de Spa, dans toutes
les maladies & les indifpofitions
où les unes & les autres peuvent
convenir.

CHAPITRE V.

Ordre que l'on doit obferver en pre-
nant les Eaux à la fontaine de
Pougues, ... quantité qu'on peut
en prendre.

LE matin, une heure après le
lever du foleil, eft le tems le
plus propre pour prendre les Eaux
de Pougues à leur fource. L'air
de l'atmofphere, animé alors par
l'agitation de la lumiere, développe fon reffort ; tous les êtres
vivans en éprouvent une douce
raréfaction, & le principe aërien
des Eaux de la fontaine en ac-

quiert une élasticité plus active. Les fibres des solides des malades qui se préparent à prendre ce remede salutaire, éprouvent de cet état de l'atmosphere des sensations agréables; leurs liquides se distribuent avec plus d'aisance dans le système des vaisseaux; les sécrétions se font plus librement; les excrétions en deviennent plus abondantes, & préparent aux Eaux des issues nécessaires, lorsqu'elles ont produit leur effet dans les entrailles & dans les vaisseaux. Un léger exercice d'un quart-d'heure aux environs de la fontaine, fortifie les fibres, excite les organes des fonctions, & dispose les malades à la boisson des Eaux & à leur effet.

Après cette préparation particuliere, on boit, étant à jeun, un verre d'Eau puisée à la source. On se promene ensuite un quart-d'heure, sans se fatiguer ; on en prend un autre verre, on se promene de même. On continue ainsi successivement la boisson & la promenade, jusqu'à ce qu'on ait pris trois ou quatre verres d'eau. Chaque verre doit être de demi-setier ou de huit onces ; dose que l'on peut modérer, lorsque des estomacs foibles ou délicats s'en trouvent surchargés.

On est dans l'usage à Pougues, de même qu'à toutes les Eaux Minérales, de mâcher & d'avaler des anis de Verdun ou du canela, pour s'exciter à la soif. Cette précaution est inutile à ceux qui prennent les Eaux commodément : ceux qui ont de la difficulté pour boire, n'en retirent aucun avantage. L'anis & le canela ne sont point faits pour servir d'aliment ni de remede ; ils sont propres plutôt à donner aux membranes de l'estomac une difposition oppofée à l'action des Eaux. Si l'on veut faire paffer le goût des Eaux , & fe procurer quelque difpofition pour continuer de boire , on peut tenir un grain ou deux de cachou dans la bouche , l'y laiffer fondre & cracher la falive : on retire de cet ufage le fruit que l'on fe propofe de l'anis & de la canelle , fans devoir en craindre les inconvéniens.

Le fecond jour, on augmente la dofe de l'Eau d'un verre ; le troifieme jour , d'un autre verre ou de deux : on fuit journellement la même méthode, jufqu'à ce qu'on foit parvenu à la quantité qui en eft prefcrite par le Médecin , ou réglée felon la portée de l'eftomac & du tempérament des malades. Ceux qui ont l'eftomac foible & délicat, ne doivent en prendre que de trente à quarante onces, pour la plus forte dose. Cinquante onces suffisent à ceux qui ont quelque ressource de plus dans les organes de la digestion ; les plus robustes prennent & peuvent en prendre sans danger de se nuire, depuis soixante jusqu'à cent onces : il seroit imprudent de passer cette dose. Ce ne seroit pas toujours une imprudence, à Spa & à d'autres sources minérales, de boire dans la matinée bien au-delà de cent onces d'eau : il n'en est pas de même à Pougues ; comme ses Eaux Minérales ont une vertu différente & plus active, il seroit dangéreux d'en abuser.

On continue de prendre les Eaux, à la dose la plus forte, selon les tempéramens, pendant dix, douze, ou quinze jours ; on diminue ensuite, chaque jour, d'un verre, jusqu'à ce qu'on soit revenu à la quantité du premier jour, que l'on continue quelque tems , s'il paroît néceffaire aux gens de l'art qui prennent foin des malades.

Les enfans qui font ufage des Eaux de Pougues , ne doivent en prendre , chaque jour , que dix onces , depuis l'âge de cinq ans jufqu'à huit ; on peut leur en permettre dix - huit à vingt-cinq onces , depuis dix ans juf-qu'à douze : on réduit cette boif-fon à de moindres dofes , fi leur délicateffe l'exige. Quel que foit le tempérament des enfans & celui des vieillards , il ne feroit pas prudent de faire prendre aux premiers des Eaux minérales , avant l'âge de cinq à fix ans ; & aux autres , à un âge décrépit.

S'il eft des malades qui n'ayent pas la liberté de fe rendre à la fontaine pour prendre les Eaux , ils peuvent les faire tranfporter chez eux , au bourg de Pougues, à Nevers & ailleurs dans tout le

Royaume. Il ne faut pas craindre que leur principe actif aërien se diſſipe, lorſqu'elles ſont dans des bouteilles exactement bouchées ; on a reconnu par l'expérience , qu'il s'y conſerve au moins deux ans dans toute ſa force. On ne doutoit pas dans le ſeizieme ſiecle, de cette propriété des Eaux de Pougues, pour ſe conſerver ; puiſque le 26 d'Août 1632, le Roi fit un réglement pour aſſurer la fidélité de leur tranſport dans tous ſes Etats. Ce réglement concernoit les voituriers qui avoient coutume de s'en charger. On a vu qu'Henri IV les prit à St. Maur - des - Foſſés avec un grand ſuccès, & Louis XIV à St. Germain : on ne peut point ſe tromper après de tels exemples.

Les malades qui prennent les Eaux de Pougues tranſportées, doivent ſe comporter en tout, pendant leur ufage, comme s'ils les prenoient à la fource ; furtout fe promener dans un air libre, fi leurs forces ou le tems le permettent, ou bien dans les appartemens de leur maifon. Ceux qui font forcés de garder le lit, doivent faire attention qu'il eft effentiel qu'ils en évacuent dans les vingt quatre heures, à-peu-près la même quantité qu'ils en ont prife. Cette loi doit être générale pour tous ceux qui font ufage des Eaux de Pougues, à la fource & ailleurs. S'ils ne les rendent pas fuffifamment, il faut avoir recours aux moyens les plus propres & les plus prompts, pour en faciliter l'évacuation par la voie des urines, ou celle des garderobes.

Il n'eft point de maladie auffi difficile à guérir, que celles qui font chroniques & invétérées: les reffources de la nature affoiblies , quelquefois épuisées par leur longueur, ne suffisent plus pour concourir efficacement avec les secours de l'art à en dissiper la cause. On prend alors les Eaux de Pougues, à plusieurs reprises, soit dans la même saison, soit dans la suivante & même dans d'autres, soit plusieurs années , s'il est nécessaire.

Il est de la prudence, lorsqu'on les prend pendant longtems , de les suspendre quelques jours par intervalles , afin de ne pas leur faire perdre la qualité de remede par une quantité excessive ; on surchargeroit la masse du sang d'un liquide , qui en altéreroit l'union & le concours, & feroit une dangereuse violence au systême général des vaisseaux. Dans de telles circonstances , on les prend de suite pendant douze ou quinze jours ; on les suspend une semaine, on les reprend , & on

les continue ainſi alternative-
ment , auſſi longtems que la maladie l'exige & que les forces des
malades le permettent. Dans quel
cas que ce puiſſe être , il ne ſeroit pas prudent d'en faire uſage
de ſuite , pendant plus de vingt
jours , ſans les ſuſpendre & ſe re-
poſer , pour les reprendre ſelon
des indications priſes de leurs
bons effets , ou de l'état des malades.

Si les Eaux de Pougues paſſent bien par les urines, ſi le ventre eſt libre , il eſt inutile de ſe
purger pendant leur uſage , à
moins qu'il n'y ait des indications
qui l'exigent. La purgation eſt
néceſſaire , lorſqu'on a fini de les
prendre , & même dans les intervalles que l'on obſerve , lorſqu'on
les prend pendant longtems. Si
les fonctions ſe font avec liberté
après que l'on s'eſt purgé à la fin
des Eaux , il eſt inutile de réité-

ter la purgation ; il ne peut être au contraire que très utile alors de ne pas troubler la nature par l'irritation que les purgatifs font toujours fur le fyftême général des membranes , & de la laiffer jouir du bon effet des Eaux , dont les principes agiffent encore dans le corps , plus d'un mois après qu'on les a prifes. Si cependant on fe fentoit lourd, péfant ; fi la tête étoit embarraffée, l'eftomac dérangé, les digeftions pénibles ou trop lentes , on prendroit pendant trois ou quatre jours, dans la matinée, deux ou trois verres d'un apofême compofé avec des plantes chicoracées, qu'on rendroit laxatif, en y ajoutant chaque jour deux ou trois onces de firop de chicorée ou de pommes compofées, un gros ou deux de fel végétal ; & l'on fe purgeroit le lendemain.

Lorfque dans les maladies

chroniques, les malades ſont trop foibles , pour faire uſage des eaux , ſelon la méthode & les ménagemens ordinaires, ils peuvent en prendre chez eux un ou deux verres tous les matins , & les continuer pendant pluſieurs mois, ſi les Médecins jugent qu'elles leur ſoient néceſſaires ; elles n'exigent pas , étant priſes de cette façon , de régime différent de celui qui convient à leur maladie.

Les Eaux de Pougues étant froides à leur ſource , on doit regarder cette qualité comme néceſſaire ; il ne convient pas de les faire chauffer , pour en faire uſage. Leur principe aërien , cherche toujours à s'échapper & s'échappe même ſenſiblement malgré leur froideur ; pour peu qu'elles fuſſent échauffées , il ſe diſſiperoit totalement , & elles perdroient leur principale vertu. On peut ſe convaincre de cette vérité

en vuidant par verrées une bouteille de ces Eaux ; le dernier
verre n'a plus le piquant & la
saveur des premiers : leur principe
volatil s'est déja évaporé vers la
superficie de l'eau, vers le goulot
de la bouteille, & s'est affranchi
de celle du fond par l'activité de
son ressort.

C'est, sans doute, cette expérience toute naturelle, qui a fait
introduire l'usage mal entendu,
de faire chauffer au bain-marie,
dans une bouteille de grès bien
bouchée, trois ou quatre pintes
d'Eaux de Pougues, pour en faire
prendre les deux premiers verres;
& continuer d'en chauffer plusieurs bouteilles, pour en avoir
deux verres de chacune, jusqu'à
ce que les malades en ayent pris
la quantité qui leur est nécessaire.
On a imaginé que le principe volatil des Eaux se porte à leur superficie, en les chauffant; qu'il

reste dans le verre où on le verse,
& qu'on le boit avec l'Eau.

Si l'on fait attention que le
principe aërien contenu dans
l'Eau de Pougues, s'en dégage
totalement par l'effet de la chaleur, qu'il s'échappe en même
tems qu'on ôte le bouchon de
la bouteille, & que l'Eau coule
dans le verre, on appercevra le
faux de ce préjugé, de façon à
devoir s'en garantir.

CHAPITRE VI.

*Régime que l'on doit observer pen-
dant & après l'usage des Eaux
de Pougues.*

Un regime de vie sobre, égal,
propre au tempérament des malades & aux maladies dont ils
sont atteints, seconde puissam-

ment l'effet qu'on se propose des Eaux Minérales. Celles de Pougues agissent également sur les liquides & sur les solides ; elles divisent les uns, les préparent aux sécrétions, & déterminent leurs parties hétérogenes vers les différens excrétoires. Elles calment les solides trop irrités, soutiennent leur ton & rectifient leurs directions : elles agissent principalement sur l'estomac, & sur tous les organes de la digestion. Les Eaux Minérales ne peuvent produire ces effets qu'en s'insinuant dans les pores des membranes des premieres voies, qu'en se mêlant avec la masse des liquides, & se frayant des routes vers les différens excrétoires, principalement vers ceux des urines & de la transpiration.

Lorsque l'estomac est surchargé d'alimens, les Eaux Minérales sont détournées de leurs routes,

& prennent de fauſſes détermi-
nations ; étant ainſi déplacées,
elles deviennent onéreuſes à la
nature, troublent ſes fonctions,
& ſont plutôt nuiſibles que ſa-
lutaires.

Si l'on ſe nourrit d'alimens
contraires à la qualité médica-
menteuſe des Eaux, leur vertu
eſt altérée par ce mélange ; il en
réſulte un mauvais chyle & un
remede dangéreux. On prévient
ces accidens par le choix des alimens & par la ſobriété.

Il ſuffit de manger deux fois
par jour, pendant l'uſage des
Eaux ; & l'on ne prend des alimens avec ſûreté, que lorſqu'on
les a rendues par les urines ; c'eſt
ordinairement quatre heures après
le dernier verre. Il paroît que les
Eaux ſont rendues, lorſque les
urines ſont citronées, au lieu de
claires qu'elles étoient auparavant. C'eſt alors l'heure du dîner

& celle du souper huit heures après ; cet intervalle est nécessaire pour faire de bonnes digestions ; il est également essentiel de ne pas satisfaire son appétit.

On peut manger à dîner des potages, du pain bien fermenté, cuit exactement ; de la viande blanche, du veau, du mouton, des lapereaux, des perdreaux, des faisans, des pigeons, des cailles, du poisson léger, des œufs, des légumes potagers, cuits mais point en salade ; des farineux tels que le riz, le gruau, la sémoule, le vermicelli, &c.

Le soupé doit être léger, afin que les premieres voies soient disposées le lendemain à recevoir les Eaux Minérales, sans aucun mêlange des restes de la digestion. D'ailleurs, si la digestion étoit pénible, les sécrétions se feroient irréguliérement pendant la nuit, tems ordinaire où la nature em-

ploye fes reffources avec plus de
liberté ; les Eaux ne produiroient
point l'effet qu'on s'en feroit pro-
pofé, peut-être même en feroient-
elles de nuifibles. Comme les
Eaux de Pougues donnent ordinairement beaucoup d'appétit,
on ne doit pas fe laiffer féduire
par ce befoin ; on peut cependant, lorfqu'il eft preffant fe permettre entre le dernier verre d'Eau
& le dîner, une légère croûte
de pain fec avec un verre d'Eau
& très-peu de vin blanc. Il n'eft
pas permis de faire un feul jour
maigre pendant l'ufage des Eaux,
& il faut s'abftenir de toutes fortes de ragoûts, de pâtifferies, de
falures d'épiceries, de viandes
fumées, de crudités ; de laita-
ges, fromages, de fruits, principalement de ceux qui font aigres,
ils produifent toujours de mauvais effets, même un mois après
avoir ceffé l'ufage des Eaux. On

ne peut se permettre au dessert que quelques amandes, ou des poires cuites en petite quantité.

Il faut se priver de thé, de caffé, de chocolat; de bierre, de cidre, de vin pur & de liqueurs spiritueuses. Ceux qui sont habitués à boire du vin, peuvent s'en permettre au repas, pourv uqu'il soit mêlé au moins avec deux tiers d'eau commune; le blanc convient mieux à dîner, & le clairet à soupé; on doit toujours être attentif à ce qu'il soit bien mûr & qu'il n'ait point de goût âpre ni acide.

Si par l'effet de quelqu'imprudence, on de quelque disposition particuliere, on a le matin l'estomac plein, embarrassé; si l'on a des nausées, un mauvais goût à la bouche, ou si elle est pâteuse, on doit suspendre la boisson des Eaux jusqu'à ce que l'estomac soit rétabli dans son état naturel:

si ce dérangement continue deux ou trois jours, il faut le terminer par la purgation.

Un exercice modéré est très-utile pendant l'usage des Eaux ; il favorise les sécrétions qui par son moyen se soutiennent dans l'ordre de la nature ; s'il étoit trop de durée, trop fort, ou violent, elles en seroient troublées. On ne doit pas s'occuper le matin ni après les repas, à lire, à écrire, à travailler à l'aiguille ni à d'autres ouvrages qui exigent de l'attention.

Il convient de choisir, pour se promener, un air libre & tempéré, qui ne soit point agité par des vents ni des orages, trop chaud, trop froid, ni chargé de brouillards.

Le sommeil de la nuit est toujours nécessaire, lorsqu'il est modéré ; il l'est sur-tout à ceux qui prennent les Eaux de Pougues.

La

[49]

La tranquillité dont les malades
jouissent pendant le sommeil,
favorise le mélange des principes
des Eaux avec la masse générale
des liquides & leur distribution
dans les capillaires les plus éloignés & les plus fins du systême
des vaisseaux des membranes, des
muscles, des chairs, de la peau &
des os. Les malades, pour jouir de
cet avantage, doivent se coucher
de bonne heure, éloigner de leur
esprit & de leur cœur, tout ce
qui seroit en état de les occuper
désagréablement & de leur causer un sommeil agité, ou des
insomnies.

Lorsqu'on prend les Eaux le
matin, à la suite d'un repos modéré, on s'apperçoit d'avance par
le bien-être du corps & par la
satisfaction qu'on en ressent,
qu'elles doivent-être salutaires;
on a des sensations toutes différentes, lorsqu'ou n'a point eu la

C

nuit tranquille. Le sommeil du jour est au contraire très-insidieux aux malades qui font usage des Eaux de Pougues, ils doivent être attentifs à ne point s'y livrer ; on a reconnu par une suite d'observations, qu'il rend la tête lourde & pesante, qu'il dérange les fonctions, ralentit les sécrétions & cause des catharies. On sçait que ces Eaux sont soporeuses ; le sommeil qu'elles occasionnent pendant le jour , n'est pas dans l'ordre de la nature , il ne sauroit favoriser ses fonctions & ne pourroit que leur nuire.

Les passions de l'ame mettent le désordre dans toutes les fonctions , selon leurs différens dégrés de violence , & font périr lorsqu'elles sont extrêmes ; les Eaux de Pougues feroient pendant leur durée des effets dangereux.

Toutes ces précautions, dictées

par une sage prévoyance & par
l'observation , sont autant de
loix essentielles à ceux qui sont
usage des Eaux de Pougues ; il
faut continuer de les observer
scrupuleusement pendant plus
d'un mois après leur usage ; autrement, il en survient les mêmes inconvéniens que si l'on con-
tinuoit de les prendre.

CHAPITRE VII.

Accidens qui peuvent survenir aux
malades qui prennent les Eaux
de Pougues, moyens d'y reme-
dier.

LES malades qui prennent
les Eaux Minérales de Pougues,
& de toute autre Source Minérale,
sont sujets à des accidens, lorsque leur estomac n'est pas disposé

à les recevoir, qu'ils en boivent en trop grande quantité, qu'ils ne se sont pas préparés à leur usage, ou lorsque les sécrétoires des premieres voies ne sont pas assez libres pour favoriser leur distribution dans les pores & dans les vaisseaux. Ces dérangemens peuvent provenir de vices chroniques dans les premieres voies, dans les visceres, ou bien de l'abus de quelqu'une des six choses non-naturelles. Les accidens qui, le plus ordinairement, proviennent de ces causes, sont, des vomissemens, des gonflemens, des tensions de l'abdomen, de l'estomac, des douleurs de colique, des assoupissemens, des lassitudes, des gouttes-crampes.

Lorsque le vomissement provient d'une trop grande quantité d'eau dont l'estomac est surchargé, il faut en diminuer les doſes les jours ſuivans , & n'en prendre que ſelon les forces & la portée de ce viſcere , qui ſont ordinairement indiqués par le tempérament des malades , par la longueur des maladies ou par leur diſpoſition actuelle.

Si le vomiſſement eſt occaſionné par des glaires , ou des crudités des premieres voies , il eſt eſſentiel de ſuſpendre l'uſage des Eaux , de donner un vomitif s'il n'eſt point d'indication qui s'y oppoſe , de purger le ſurlendemain , & même le lendemain du vomitif , ſi les forces le permettent. On peut enſuite reprendre les Eaux avec confiance , en obſervant les ménagemens convenables à leur uſage. Si cependant , malgré ces précautions , les malades continuent de vomir , ce doit être l'effet d'une diſpoſition naturelle , ou d'embarras dans les entrailles ou les

visceres du bas ventre ; dans le
premier cas , ils doivent renon-
cer au secours des Eaux ; dans le
second , il convient de les suspendre & d'avoir recours à d'autres moyens , pris dans les res-
sources de l'art , qu'on doit employer à propos selon les indications.

Le séjour des Eaux dans les
entrailles, lorsqu'elles ne passent
pas librement par les urines devient incommode & souvent dangereux , elles y causent des flatuosités , des tensions , des douleurs ; si elles s'infiltrent dans le
tissu cellulaire & y séjournent ,
elles s'y corrompent & donnent
occasion à des fievres lentes , des
hydropisies , des altérations ou
d'autres accidens qui font les suites ordinaires de tels désordres.

Souvent les malades qui prennent les Eaux Minérales , en rendent peu par les urines , les trois

ou quatre premiers jours de leur ufage ; ils n'ont rien à craindre pourvu qu'ils en urinent à-peu-près la moitié ; fi vers le quatrié-me ou le cinquiéme jour, leurs urines deviennent abondantes, tout fe rétablit dans un ordre naturel & néceffaire. Si au con-traire les eaux ne coulent pas vers le feptiéme jour, dans la même quantité qu'ils en pren-nent, on a lieu d'en craindre de mauvais effets.

Dans le premier cas, on doit s'empreffer de feconder la na-ture, en cherchant à provoquer les urines par le moyen de lave-mens émolliens, qu'on rend plus efficaces, en faifant fondre dans chacun, deux ou trois gros de cryftal minéral. Si par ce moyen les urines ne deviennent pas plus abondantes, on a recours aux purgatifs. On doit préférer la manne & le fel végétal à tous les autres, lorfque les fibres & les membranes font fenfibles & irritables; fi au contraire elles font lâches, molles ou engourdies; on fait fondre la manne & le fel dans une légere infufion de folicule de féné; on reprend enfuite les Eaux en moindre quantité qu'auparavant, pour en continuer l'ufage fi les urines coulent, ou pour l'abandonner fi elles ne coulent pas fuffifamment.

Dans le fecond cas, on a également recours aux lavemens & à la purgation; fi ces remedes, fecondés d'un régime de vie convenable, ne produifent pas l'effet qu'on s'en propofe, on abandonne l'ufage des Eaux pour remédier par des fecours particuliers, aux obftacles qui s'oppofent à leur écoulement.

Quelquefois les Eaux paffent par les garderobes, au lieu de

couler par les urines ; cette évacuation n'eft pas dans les vues
de la nature, elle a des inconvéniens : le plus fouvent elle provient d'embarras ou d'obftructions dans les embouchures des
vaiffeaux lymphatiques, dans les
pores du mefentére, ou des membranes du canal inteftinal. Les
Eaux retenues par ces obftacles
dans les inteftins grêles, fur-tout
dans le *duodenum*, affoibliroient
l'action néceffaire des fucs digef-
tifs, en troubleroient le concours, nuiroient aux digeftions,
& détermineroient dans le refte
du canal inteftinal le chyle & la
lymphe, au préjudice de la maffe
des liquides. Il convient de prévenir de tels inconvéniens, en
fufpendant l'ufage des Eaux ; on
prend à leur place des apozemes
compofés de plantes favoneufes
& apéritives, avec des dofes mé-
diocres de tartre chalybé, ou de

terre foliée de tartre. On purge
tous les huit jours pendant ces
remedes avec une infusion de fo-
licules de séné ; la manne & le
sel végétal , à des doses propor-
tionnées aux tempéramens des
malades. On peut revenir ensuite aux Eaux en commençant
par de petites doses ; on on augmente la quantité à mesure qu'on
s'apperçoit qu'elles passent aisé-
ment par les urines, ou l'on n'en
prend plus si elles ne passent pas
par cette voie.

Il est essentiel que la transpiration soit toujours libre & principalement pendant l'usage des
Eaux Minérales ; s'il arrive qu'elle
ne soit pas assez abondante ou
qu'elle se supprime , il en survient des douleurs dans le corps,
dans les membres & quelquefois
la fievre , ou des inflammations
dans les visceres. Ce sont des cas
où il faut suspendre l'usage des

Eaux, & avoir recours à des lavemens émolliens, à des tisanes
diaphorétiques & diurétiques,
où l'on ajoute du nitre en petite
dose ; à la saignée lorsqu'on est
menacé d'inflammation, & lorsque la fievre ou les douleurs l'in-
diquent ; dans ces différens cas,
on purge s'il est des indications
qui l'exigent.

Lorsque les Eaux de Pougues
assoupissent pendant le jour, on
dissipe ce sommeil par l'exercice,
par des amusemens agréables, &
en flairant de la rhue & du casto-
reum, selon un Auteur du seizieme siecle. Si malgré ces secours, le penchant au sommeil
persistoit toujours, on diminue-
roit la quantité ordinaire des
Eaux, on tiendroit le ventre libre
par le moyen de lavemens, de la
purgation, & on reprendroit les
Eaux en commençant par de
petites doses.

S'il furvient pendant l'ufage des Eaux, des laffitudes dans les membres, fi les malades fe trouvent lourds & pefans, c'eft une marque que le ton & l'élafticité des fibres des folides fléchiffent. Cet accident provient de ce que la denfité naturelle des liquides diminue à l'occafion d'une trop grande quantité d'Eaux Minérales qui a paffé dans les vaiffeaux, y féjourne & relâche le fiftême des folides. Les laffitudes peuvent auffi provenir par le relâchement des membranes de l'eftomac & du canal inteftinal. Cet accident exige qu'on abandonne les Eaux; on y remédie par des amers favoneux, des altérans diurétiques, des purgatifs, par un exercice modéré foutenu, & par un régime de vie plutôt fec qu'humectant. On doit fur-tout fe nourrir d'alimens farineux & de légumes, tels que le céleri, les oignons, les poireaux, la chicorée, les carottes, la racine de fcorfo-naire, de falfifis, &c. On feconde ce régime en prenant le matin & le foir, des infufions de caffis, de germendrée, de fcolopendre, d'angélique, de pouliot, de men-the.

Ces fecours & ce régime de vie font également propres au re-lâchement de l'eftomac ; on peut lorfqu'il eft rebelle, faire ufage d'une légère décoction de ca-chou, ou de bols compofés d'ex-traits de quinquina, de rhubarbe, d'aunée, avec un grain ou deux d'aloës fuccottrin par prifes. Les baumes de copahu, de Canada, du Pérou, conviennent parfaite-ment dans ces circonftances. Ces remedes font également propres à relever le ton des folides, à le foutenir, & à rétablir l'activité de la bile, trop affoiblie par la caufe générale du relâchement.

La goutte-crampe quoique rare parmi les accidens qui furviennent par l'ufage des Eaux Minérales, a quelquefois lieu dans la nuit; lorfque la contraction des mufcles ceffe, la partie refte douloureufe; on y remédie par des bains d'une décoction de plantes émollientes, & par des embrocations d'huile de camomille; on tient le ventre libre avec des lavemens, & l'on purge avec la manne & le firop de chicorée compofé, s'il eft des indications qui l'exigent.

Il arrive fouvent pendant l'ufage des Eaux Minérales, des cas particuliers qui ont rapport aux accidens précédens, qui en font comme les avans-coureurs, ou qui ne font que les indiquer. On eft alors à tems de les prévenir en employant des fecours convenables à leur nature.

C'eft dans de telles circonftan-

ces, qu'on doit fecouer le préjugé dangereux d'un public aveu-
glé, qui fouvent ne veut pas que
l'on faigne, que l'on purge, que
l'on donne l'émétique, ni des
remédes altérans pendant que
l'on prend les Eaux Minérales.
S'il furvient une pléthore fanguine, pendant l'ufage des Eaux,
elle devient redoutable lorfqu'on
ne peut pas en prévenir le progrès, ou lorfqu'on n'y remédie
pas à tems pour la diffiper. Le
principe actif acrien des Eaux
de Pougues, de Spa, de Seltz,
eft très-en état d'exciter une
fauffe pléthore aux hommes d'un
tempérament fanguin, & aux
femmes aux approches de leurs
regles. Une légère pléthore peut
être utile à des malades dont le
fang eft dence & couenneux; elle
forme dans la maffe des liquides
une efpece d'effervefcence qui en
divife la partie glutineufe, rend

la lymphe plus coulante, diminue la coherence des globules
rouges, facilite la diſtribution du
ſang dans les capillaires, favoriſe
ſa circulation & la rend plus
égale. On perd ces avantages
lorſque la pléthore devient conſidérable, ce qui arrive ſouvent
pour n'avoir pas employé la ſaignée à propos ; il eſt alors d'une
néceſſité abſolue de diminuer le
volume du ſang & de rapprocher
de l'ordre de la nature l'action
ſyſtaltique des vaiſſeaux qui ſont
dans une extrême contrainte.

Lorſque les Eaux Minérales,
au lieu de paſſer par les voies des
urines, s'infiltrent dans le tiſſu
cellulaire, elles forment bientôt
une hydropiſie dangereuſe ſi l'on
ne la prévient pas en les éva-
cuant, par le moyen de la tranſ-
piration, des diurétiques, ou
des purgatifs. Ces deux premiers
moyens n'ont pas toujours tout

l'effet qu'on s'en propofe, il eft difficile à obtenir, les purgatifs deviennent alors indifpenfables; fi l'on néglige d'y avoir recours, on expofe les malades à un danger fouvent inévitable.

Les purgatifs ne font pas moins néceffaires dans les dégoûts, les mauvaifes digeftions, les conftipations, principalement lorfque les membranes des inteftins font enduites de glaires, couvertes de croutes bilieufes, ou chargées de crudités. Si l'on n'évacue pas à tems ces corps étrangers, ils détruifent la digeftion, donnent occafion à un chyle mal conditionné, qui met le défordre parmi les principes du fang, & fournit les caufes générales des maladies.

Lorfque le défordre des entrailles intéreffe principalement l'eftomac, (ce qui fe manifefte par des péfanteurs dans la région épygaſtrique , des nauſées & des vomiſſemens) les émétiques deviennent indiſpenſables. Si l'on ne les emplove pas à tems , on doit craindre qu'il ne ſurvienne bientôt des fiévres , des cours de ventre , des affections nerveuſes , des maraſmes ou conſomptions , &c.

Les obſtructions des viſceres du bas ventre ſont ſouvent de nature à n'être pas guéries par les Eaux Minérales ſeules ; on doit alors en ſeconder l'effet par des bols apéritifs , compoſés de remedes propres aux maladies dont on cherche à détruire la cauſe , & convenables aux tempéramens des malades. Dans les obſtructions lymphatiques , on ſe ſert de gommes apéritives , de l'antimoine , du ſafran de Mars , &c. dans les bilieuſes , de bols de ſavon. Le ſel alkalin qui entre dans la compoſition du ſavon , eſt très-propre

à divifer la bile & à lui donner
de l'activité

Il eft très - rare que l'on foit
expofé à de tels accidens , pendant l'ufage des Eaux Minerales
de Pougues; fur - tout lorfqu'on
s'y eft préparé d'avance , & qu'on
obferve , en les prenant , un régime propre à feconder leur effet.
Les remedes pris mal à propos,
font toujours nuifibles , de quelque qualité qu'ils foient , & lorfqu'on en abufe.

Les vertus des Eaux de Pougues , dans les maladies auxquelles elles font propres , font démontrées & confirmées par un
nombre infini d'obfervations faites depuis plus de trois cens ans.
Comme il ne feroit pas poffible
de les inférer dans cet ouvrage,
je n'en rapporterai que quelques-
unes de celles que l'on fit dans
les quinze & feizieme fiécles , &
de celles que l'on a faites dans le
fiécle où nous vivons.

CHAPITRE VIII.

Anciennes observations sur des maladies guéries par les Eaux de Pougues.

OBSERVATION PREMIERE.

Sur une Hydropisie ascite.

UNE Demoiselle du pays de Vandomois, âgée de 27 ans, après une fiévre quarte qui avoit duré neuf mois, fut atteinte d'un engorgement à la rate & d'une altération considérable, qui lui causerent une hydropisie ascite. Après avoir tenté inutilement plusieurs remedes, elle prit les Eaux de Pougues à la source, pendant cinq semaines sans interruption , qui lui procurerent une guérison parfaite.

OBSERVATION IIe.

Sur une Hydropisie anasarque.

Une femme affligée d'une hydropisie anasarque , à la suite d'une fiévre continue , prit les Eaux de Pougues pendant un mois , après s'y être préparée par une simple purgation ; & guérit radicalement.

OBSERVATION IIIe.

Sur une Néphrétique.

Henry III prit les Eaux de Pougues à St. Maur-des-Fossés, pour une colique néphrétique , dont ce Monarque guérit.

OBSERVATION IV.

Un homme de Nevers souffroit de tems en tems depuis un an

(en 1562) d'une douleur péfante
& de tems en tems poignante ,
à la région des reins ; fes urines
étoient claires & graveleufes ; il
avoit de fréquentes envies de vomir. A ces fymptômes fe joignoit
une ftupeur à la cuiffe, du côté
du rein engorgé. Le malade ,
après avoir tenté inutilement plufieurs remedes , fe fit apporter les
Eaux de Pougues à Nevers : le
fecond jour qu'il en fit ufage , il
rendit beaucoup de fang avec les
urines. Effrayé de cet accident,
il vouloit abandonner les Eaux ;
on l'engagea cependant a les continuer. Dès le quatrieme jour ,
il rendit une pierre , de la groffeur d'une petite noifette ; elle
étoit oblongue & de couleur rougeâtre. Les douleurs cefferent
avec les autres accidens ; & le
malade jouit enfuite d'une fanté
parfaite.

OBSERVATION V^e.

Sur une néphrétique.

Un homme de Sully fur Loire, âgé de quarante ans, qui fouffroit depuis trois ans des douleurs néphrétiques cruelles, prit les Eaux de Pougues à leur fource, le mois d'Août de l'année 1590 ; il les reprit l'année fuivante, pendant un mois, il en avoit fait de même l'année auparavant. Tous les matins il en buvoit vingt verres de quinze onces chacun, de forte que tous les jours il prenoit trois cent onces d'Eau, ce que *Fouillons*, Auteur de cette obfervation, regarde comme très-extraordinaire. Le malade à la fuite de cet ufage, rendit dans l'efpace d'un an environ cent pierres, dont chacune étoit de la groffeur d'un noyau de prune de damas, & fa guérifon fut parfaite.

OBSERVATION VIe.

Colique avec ulcere.

Un Procureur Fiscal de la Châtellenie d'Entren , âgé de trente-cinq ans , étoit fatigué depuis sa jeunesse de douleurs néphrétiques très-violentes, qui prenoient leur principe au rein droit & s'étendoient jusqu'à la région ombilicale. Il n'urinoit qu'avec de vives cuissons à l'urethre ; tantôt il rendoit des sables avec les urines & tantôt du pus : il s'établit enfin des douleurs continuelles à la région des reins qui s'étendoient dans toute la capacité de l'abdomen. Il se forma une tumeur au périnée , de la grosseur d'une pomme de capendu , qui abceda sept semaines après ; on l'ouvrit & il en sortit beaucoup de pus d'une qualité si âcre , qu'il fit sept petits trous dans le col de la la veſſie, par leſquels il paſſoit de l'urine en même tems qu'elle couloit par l'urethre. Il ſurvint une autre tumeur au périnée, plus près de l'*anus* que ne l'étoit la premiere ; elle abceda de même & forma de nouveaux trous, de ſorte qu'à la fin l'urine avoit dix ſept fauſſes iſſues. Le malade ſouffroit depuis vingt ans de cette maladie, lorſqu'il prit les Eaux de Pougues à la ſource en 1585. Il but tous les matins pendant un mois, cinq pintes d'Eau de la fontaine de S. Marcel, ce qui faiſoit par jour cent ſoixante onces d'Eau ; il fomentoit deux fois par jour les ulceres avec la même Eau.

Lorſque le malade fut retiré chez lui, le mois de Décembre ſuivant, ſix ulceres ſe cicatriſerent ſucceſſivement ; il retourna à Pougues, au mois de Juin de l'année ſuivante, & prit les mê-

D

mes Eaux pendant quarante jours:
six mois après , tous les ulceres
furent entiérement guéris & les
urines reprirent leur route ordinaire. Il ne resta de ces accidens
qu'une légère cuisson en urinant,
qui n'avoit lieu que de loin en
loin & dont le malade étoit à
peine incommodé.

OBSERVATION VIIe.

Sur une paralysie provenant de néphrétique.

Un homme de la Ville de
Nyort en Poitou , âgé de quarante ans, d'un tempérament plé-
thorique, fut atteint dans le mois
de Janvier 1594 , d'une colique
néphrétique & rendoit de tems
en tems du gravier par la voie
des urines. Dans le mois de Mars
suivant , il tomba en paralysie ;
de toutes leurs fonctions, ses extrêmités ne conserverent que la
pierres longues & plus grosses

senſibilité. Ce malade prit les Eaux de Pougues à la ſource, il en but le premier jour quatre verres tenant chacun demi ſetier; le lendemain il augmenta cette doſe d'un verre, il en fit de même tous les matins juſqu'à ce qu'il fut parvenu à la quantité de quatre-vingt onces d'Eau qui font deux pintes & une chopine, qu'il continua pendant quarante jours.

Le neuvieme jour de l'uſage des Eaux, le malade s'apperçut que les embarras du ventre diminuoient & que ſes membres ſe fortifioient; bientôt après il marcha juſqu'à la fontaine ſans être ſoutenu, continua de marcher & de ſe ſervir de ſes membres.

OBSERVATION VIIIᵉ.

Pierres rendues par les urines.

Ban a vu les Eaux de Pougues faire rendre par leur uſage des

pierres longues & plus grosses
que des pignons , qui descen-
doient des reins & passoient avec
les urines. Il a vu des malades
qui en rendoient d'aussi grosses
que des fèves , & beaucoup de
matiere graveleuse.

OBSERVATION IXe.

Graviers rendus par les urines.

M. Dupassage , Gouverneur
de Valence, rendit par les urines,
selon une observation de Lafrem-
boisiere , une grande quantité de
pierres , un mois après qu'il eut
fait usage des Eaux de Pougues.
Il en rendit trois l'année suivante
dans le mois de Juillet , quatre
jours après qu'il eut commencé
de boire des Eaux de la même
source.

OBSERVATION X^e.

Sur une ulcere aux reins.

Un Marchand de la ville de

Nevers, âgé de 26 ans, souffroit, l'année 1589, d'une pésanteur douloureuse au - dessous
des lombes, & particuliérement
au rein droit, avec des horreurs,
des frissons & une fievre irréguliere. La pésanteur & la douleur
augmentoient, lorsqu'il se cou-
choit sur le ventre ; & il rendoit
sans douleur avec les urines,
beaucoup de pus avec des caron-
cules. Les Eaux de Pougues prises à la source, le guérirent dans
quinze jours.

OBSERVATION XIᵉ.

Sur un écoulement de sang par la
voie des urines.

Un Gentilhomme de Bourgo-
gne, âgé de 52 ans, ressentoit
depuis quatre ans une douleur
fixe au rein droit ; il ne suppor-
toit le mouvement du cheval
que très-difficilement : dès qu'il

en étoit defcendu , il rendoit
beaucoup de fang avec les urines,
toujours avec cuiffon. Ce malade
avoit une fiévre fymptomatique,
ordinairement il urinoit fans difficulté , ne rendoit point de gravier , & n'étoit pas fujet à la colique. Il prit les Eaux de Pougues à Nevers , où il les faifoit
porter de la fontaine : il en buvoit tous les matins quatre-vingt
onces; c'étoit au mois d'Octobre.
Quoique la faifon ne fut pas la
plus propre pour prendre les
Eaux , le malade fe trouva très-
foulagé après vingt jours de leur
ufage ; fes accidens ceffcrent enfuite fans retour.

Observation XIIe.

Sur un dérangement d'eftomac.

Un écolier de Bourges , âgé
de 24 ans , fouffroit depuis un
an & demi d'une grande douleur

d'eſtomac ; il n'avoit point de goût, ne digéroit qu'avec diffi-culté, avoit de fréquentes envies de vomir, étoit d'une débilité extrême, & tomboit dans le ma-raſme. Ce malade accablé de lan-gueur, prit confiance aux Eaux de Pougues, s'y rendit, en but pendant vingt-cinq jours ; toutes ſes incommodités ſe diſſiperent, & bientôt ſa guériſon fut par-faite.

Observation XIIᵉ.

Un Gentilhomme du Limou-ſin, pris des mêmes accidens que l'Ecolier de l'Obſervation précédente, obtint ſa guériſon en 1590, de l'uſage des Eaux de Pougues.

Observation XIIIᵉ.

Des ſuites d'une Colique bilieuſe.

Un Gentilhomme, à la ſuite
D iv

d'une colique bilieuse, qui avoit duré très-long-tems; tomba en 1583, dans un tel état de cachexie, qu'il étoit dans un dépérissement total; les Médecins désespérant qu'il pût se rétablir, l'envoyerent à Pougues; il prit les eaux, dans trois semaines il fut guéri & ses forces se rétablirent.

OBSERVATION XIVe.

Sur une Paralysie.

Madame de.... ayant subi une attaque de paralysie, toutes ses fonctions restèrent dans le désordre, & principalement les secrétions; les Eaux de Pougues dissipèrent la paralysie, les fonctions se rétablirent & la Dame guérit d'une maladie si compliquée, qu'on la regardoit comme incurable.

[81]

OBSERVATION XVᵉ.

Sur une Phthifie nerveufe.

Un homme de bonne famille, de Clermont en Auvergne, déffé-ché, mélancolique, dépérissoit de jour en jour. Il avoit le méfen-tère obftrué, une fievre lente, un dégoût général & une grande foibleffe aux extrêmités ; ces ac-cidens furvinrent quelque tems après qu'il eut effuyé une attaque de paralyfie, dont à peine il com-mençoit de fe remettre. Il prit les Eaux de Pougues, tous fes ac-cidens fe diffiperent, fes forces & fa fanté fe rétablirent parfaite-ment.

OBSERVATION XVIᵉ.

Sur une Mélancolie.

Une Dame du Bourbonnois, après avoir long-tems fouffert

d'une violente douleur de tête devint tellement foible, tomba dans un si grand dépérissement & une si forte mélancolie, qu'elle ne pouvoit ni dormir, ni se tenir debout. *Ban* fut appellé, dans un tems où l'on désespéroit de la malade, il l'envoya aux Eaux de Pougues, qu'elle prit pendant trois semaines; elle s'en retourna chez elle méconnoissable, tant elle étoit changée en mieux, & bientôt elle fut totalement rétablie.

OBSERVATION XVIIe.

Sur une Mélancolie.

Vertunien, célèbre Médecin de Poitiers, se guérit par l'usage des Eaux de Pougues, d'une mélancolie très-grave, qui avoit résisté à tous les remedes que l'art lui avoit suggérés.

OBSERVATION XVIII.

Sur une Mélancolie.

Un Gentilhomme de Saintonge, mélancolique depuis plusieurs années, étoit accablé d'un nombre d'incommodités, dépendantes de cette maladie ; c'étoient des crudités dans les premières voies, des rots, des flatuosités, des borborigmes, des crachotemens, des douleurs d'estomac, de rate, des battemens des artères, des ardeurs aux entrailles, des étouffemens, des insomnies, des rêves incommodes, des craintes, des chagrins : il alla à Pougues, prit les Eaux & guérit.

OBSERVATION XIXe.

*Sur une Maladie compliquée ;
d'abcès au méfentère avec fup-
puration, de mélancolie, de con-
vulfions, de paralyfie particu-
lière.*

Madame la Comteffe de....
âgée de foixante-trois ans, ref-
fentir, au mois de Janvier de l'année 1560, des douleurs de colique très-violentes. Il fe forma
un abfcès au méfentere, qui fup-
pura, & dont le pus s'évacua par
la voie des garderobes. Au mois
de Mai, fe déclara une affection
mélancolique avec des convul-
fions & une léfion fenfible du
jugement. Ces accidens furent
fuivis de contractions fucceffives
des parties mufculeufes. Il fur-
vint enfin une foibleffe fi forte
& fi longue, qu'on crut pendant
demi-heure qu'elle avoit expiré.

[85]

Cet accident se termina par une stupeur des bras & une paralysie des mains. On rendit par le moyen des remedes le dégoût moins considérable, & l'entendement reprit quelqu'aptitude. Cependant la malade étoit accablée, languissante; sa couleur étoit mauvaise, & il restoit dans la capacité de l'abdomen, une boule qui se portoit de côté & d'autre, selon les directions que lui donnoient des compressions extérieures: elle reprenoit un peu de forces, commençoit de marcher, mais ne se rétablissoit point. On conseilla de prendre les Eaux de Pougues; la malade dédaigna ce secours, & préféra celles de Vie-le-Comte, qui ne lui réussirent point. Ses Médecins la solliciterent: pressée par leurs d'instances, elle s'y rendit, prit les Eaux avec le plus grand succès; ses forces se rétablirent, & les

bains de Bourbon l'Archambaut
accomplirent fa guérifon.

OBSERVATION XXᵉ.

Sur des régles dérangées
& exceſſives.

Une Demoiſelle d'un tempérament ſanguin , avoit depuis
deux ans ſes ſecours périodiques
dérangés & exceſſifs ; elle étoit
obligée de garder ſon lit , à cauſe
de l'extrême foibleſſe où elle étoit
réduite par ces pertes. Après avoir
employé ſans ſuccès les remedes
ordinaires , elle prit les Eaux de
Pougues à la ſource , & en but
pendant vingt jours , la quantité
de quatre - vingt onces chaque
matin. La malade guérit par ce
ſeul ſecours ; ſes regles ſe rétablirent dans l'ordre naturel. Les
Auteurs qui ont écrit ſur les
Eaux de Pougues , les donnent

comme très-efficaces pour la guérison des maladies de ce genre.

OBSERVATION XXIᵉ.

Sur une sciatique violente.

Un honnête homme âgé de
quarante ans , se retirant chez
lui , l'année 1590 , après le siége
de Paris , séjourna neuf mois à
Nevers , où il ne fit presque point
d'exercice. Il fut saisi d'une vive
douleur de sciatique , dont il
avoit eu une attaque dix ans auparavant , pendant un long voyage sur mer dans un tems froid.
Il souffroit violemment ; sa douleur lui causoit des frissons &
des mouvemens fébriles : il étoit
sujet d'ailleurs à une foiblesse
d'estomac très-considérable. Les
Eaux de Pougues qu'il prit dans
la saison ordinaire , le soulage-
rent de son estomac dès le quatrieme jour ; mais la douleur de

ſciatique étoit ſi inſupportable, qu'il ne pouvoit ſe tenir ni debout, ni aſſis, ni couché. Son Médecin lui conſeilla de graiſſer & frotter les parties douloureuſes avec une eſpece de limon blanc, gras & onctueux, que l'on retire par l'ébullition des Eaux Minérales de Pougues, qu'on ſépare avec une cuiller ; & de couvrir enſuite les parties graiſſées d'un linge imbibé du même limon. Ce remede eut le ſuccès le plus heureux ; le malade marcha ſans bâton, deux jours après qu'il eut commencé d'en faire uſage, & ſe porta enſuite de mieux en mieux.

Il ſeroit à ſouhaiter que l'on fît une ſuite de cette obſervation, dans la vue de conſtater les vertus & l'uſage du limon des Eaux de Pougues : s'il produiſoit par-tout des effets ſemblables, ce ſeroit un tréſor pour l'humanité.

Ces observations sont extraites
des ouvrages de Fouillous, Ban,
Pitou, de Massac, Courrade,
Médecins célebres dans le seizieme siecle. On en trouve plusieurs
éparses sur des tumeurs à la rate,
des fiévres quartes, des goutes,
des difficultés d'uriner, des hémorrhoïdes, &c. guéries par les
Eaux de Pougues.

CHAPITRE IX.

*Nouvelles Observations sur des
maladies, guéries par les Eaux
Minérales de Pougues.*

OBSERVATION Ire.

Sur une hydropisie anasarque.

UN Aubergiste de Cosue sur
Loire, arriva à Pougues dans le
mois de Juillet 1738, atteint

d'une hydropisie générale, avec
fievre lente & une jaunisse considérable. Son hydropisie étoit par-
venue au point, qu'il en étoit
gros comme un tonneau ; à peine
pouvoit-il remuer son corps & ses
membres. On le plaça auprès de
la fontaine sur un fauteuil percé ;
il prit ainsi les Eaux pendant trois
jours sans en rendre une seule
goutte, par aucune voie. Déses-
péré de ce mauvais succès, il en
but le quatrieme jour de son propre mouvement, vingt-quatre
gobelets d'environ quatorze onces chacun. Cette grande quantité d'Eaux se fraya des routes
par les voies des garderobes & des
urines ; il en rendit si considéra-
blement, qu'il inonda le lieu où
il étoit placé. Le cinquiéme jour,
il prit les Eaux à une dose plus
modérée, elles passerent au
mieux ; il en continua l'usage
pendant trente jours ; l'hydropi-

...lle, la fievre & la jauniſſe ſe diſſiperent en même tems & le ma-
lade jouït enſuite pendant pluſieurs années d'une ſanté parfaite.

OBSERVATION IIe.

Sur une hydropiſie de matrice,
avec une môle.

Une femme âgée d'environ
quarante-cinq ans, prit les Eaux
de Pougues, en 1747, pour une
maladie de langueur qui la tenoit
depuis plus d'un an; elle avoit
le ventre très-volumineux & tous
les ſymptômes d'une hydropiſie.
Elle n'éprouva point de ſoulage-
ment ſenſible de l'uſage des Eaux,
qu'elle continua pendant un mois;
cependant, ſix jours après qu'elle
fut de retour chez elle, elle ex-
pulſa une mole du poids de ſept
à huit livres & une quantité

d'Eau très-considérable, & jouit
ensuite d'une bonne santé.

OBSERVATION IIIᵉ.

Colique néphrétique.

Un Seigneur Anglois, sujet à
des coliques néphrétiques très-
fréquentes, n'ayant obtenu aucun soulagement de l'usage des
Eaux de Vals, de Forges &
de Spa transportées sur les lieux,
prit celles de Pougues en 1754,
avec le plus heureux succès. Il
continua de les prendre pendant
plusieurs années, sans ressentir
la moindre atteinte de colique.

OBSERVATION IVᵉ.

Sur une attaque de goutte avec une
colique néphrétique.

Un Prélat guérit par le moyen
des Eaux de Pougues transportées, d'une attaque de goutte

o:compliquée avec une colique néphrétique si violente qu'on désespéroit de ses jours ; il vécut dix-
sept ans après, sans aucun retour
de cette maladie.

OBSERVATION V^e.

Sur un flux hémorrhoïdal invétéré.

Un Commis à la marque des
fers, avoit depuis plus de vingt
mois une perte de sang périodi-
que, qui revenoit tous les vingt
ou vingt-cinq jours. Ce malade
étoit déja dans un état de langueur, généralement bouffi, pâle
& dans le marasme ; il prit en
1758, les Eaux de Pougues à petites doses, pendant trente jours,
on lui en fit des injections fréquentes, à froid, dans le rectum,
& on le purgea trois fois avec le
petit lait, la manne & la casse,
parce que la dose des Eaux qu'il
prenoit, étoit trop médiocre pour

lui tenir le ventre suffisamment
libre, l'écoulement cessa bientôt,
& le malade se rétablit.

OBSERVATION VIe.

Sur une colique hémorrhoïdale.

La femme d'un Chirurgien du
Nivernois languissoit depuis longtems, à l'occasion d'une colique
hémorrhoïdale, qui provenoit
d'hémorrhoïdes internes qui ne
fluoient point, dont elle souffroit
cruellement ; elle avoit un gon-
flement douloureux à la région
du foye & souvent de la fievre.
Cette malade prit les Eaux de
Pougues chez elle, l'année 1743,
pendant quinze jours & ensuite
à la fontaine pendant quinze
autres jours : cet usage, secondé
d'un régime de vie très-exact,
termina ses souffrances & rétablit sa santé.

Observation VII.

Sur un dérangement d'estomac avec douleur.

Une jeune femme de Moulins ressentoit dans le tems de ses digestions, de vives douleurs à l'estomac, de sorte que depuis deux ans qui étoit la date de ses souffrances, elle n'avoit jamais digéré que très-imparfaitement, elle en étoit très-affoiblie & son dépérissement faisoit des progrès dont on avoit lieu de craindre les suites. Cette malade se prépara à l'usage des Eaux de Pougues, par la saignée, les bains & le purgatif ; elle les prit l'année 1754, pendant vingt cinq jours ; au bout desquels son estomac fut rétabli & digéra parfaitement sans aucun sentiment de douleur.

OBSERVATION VIIIe.

Sur un vomiſſement deux heures après le repas.

Une jeune femme de Moulins vomiſſoit depuis quinze mois, avec des efforts violens tout ce qu'elle avoit pris, deux heures après qu'elle avoit mangé ; la matiere qu'elle rendoit par le vomiſſement avoit l'odeur du plus fort vinaigre, & lui agaçoient les dents. Elle commença en 1754, l'uſage des Eaux de Pougues après s'y être préparée par une ſaignée & une purgation ; les regles parurent, elle ne ceſſa point de les prendre, l'écoulement dura deux jours de plus qu'à l'ordinaire, elle ne s'en trouva point incommodée, continua les Eaux pendant vingt-cinq jours ſans interruption, & ſon vomiſſement ceſſa ſans retour.

Obſervation

OBSERVATION IXe.

Sur une maladie compliquée d'af-
fection d'estomac , des reins &
d'engorgement des glandes du
mesentere.

Un homme de trente-deux ans
éprouvoit depuis quatre années
des douleurs violentes à l'estomac , aux entrailles , au dos &
aux reins. Il vomissoit tous ses
alimens dès qu'il les avoit pris ;
sa maigreur étoit extrème , il
étoit courbé comme un arc à
l'occasion de ses douleurs. Il étoit
d'ailleurs tourmenté de beaucoup
de vents & très-constipé ; le peu
d'excrémens qu'il rendoit, de loin
en loin, étoient noirs comme du
charbon. Ces accidens parurent
au Médecin, Intendant des Eaux
Minérales de Pougues , l'effet
d'un engorgement des glandes

de l'eſtomac, du meſentere & des reins ; mais le mal étoit venu à un tel point qu'il déſeſpéra de la guériſon du malade. Il tenta cependant le ſecours des Eaux Minérales, il lui en fit prendre avec beaucoup de ménagement pendant trente jours ; elles eurent un ſuccès ſi heureux que le malade fut en état de s'en retourner chez lui de ſes pieds.

OBSERVATION Xe.
Sur un flux dyſſenterique.

Un Prélat illuſtre étoit affligé depuis quelques années d'un flux dyſſenterique habituel ; après qu'il eut éprouvé ſans ſuccès les ſecours les plus propres à cette maladie, il fit un uſage aſſez long des Eaux de Pougues tranſportées à Paris, qu'il prenoit en petite quantité, ſon cours de ventre ceſſa, il jouit enſuite d'une ſanté parfaite.

OBSERVATION XIᵉ.

Sur un abscès dans l'intérieur du corps.

Un Garde du Roi fit une chute de cheval, à la suite de laquelle il souffrit longtems de vives douleurs, qui un an après se fixerent aux reins, & causerent une fievre lente. Le malade étant déja dans la langueur, s'approchoit de l'état d'un marasme parfait, lorsqu'il arriva à Pougues pour prendre les Eaux dans l'année 1738; il en commença l'usage, après une préparation convenable & le continua pendant un mois. Il étoit sur le point de le suspendre, lorsque par un événement des plus heureux il fut dans peu de tems délivré de ses souffrances; il rendit par les selles & par les urines, une quantité considérable de pus & de matieres gluantes ; cette évacuation fut suivie d'une guérison parfaite.

OBSERVATION XIIᵉ.
Sur un délire mélancolique.

Un homme de qualité mélancolique depuis quelques années, éprouvoit une grande partie des incommodités propres à cette maladie & sa raison s'obscurcissoit de tems en tems. On lui conseilla l'usage des Eaux de Pougues, il les prit en 1748, pendant quarante jours, il en fut sensiblement soulagé ; il les reprit l'année après, & il guérit. Il continua de les prendre sans nécessité pendant quelques années, pour se mettre à l'abri de toute rechute.

OBSERVATION XIIIᵉ.
Sur une affection hypocondriaque.

Un Ecolier de Bourges, hypocondriaque depuis deux ans de-

venoit de jour en jour plus trifte
& plus mélancolique, fouffroit
des tenfions douloureufes dans
l'hypocondre gauche, des étouffemens, des palpitations de cœur,
des vertiges, des éblouiffemens ; il
etoit d'une conftipation obftinée,
& fa raifon commençoit à fe troubler. On le prépara à l'ufage des
Eaux de Pougues par celui des
bains domeftiques, du petit lait
& de la purgation. Il prit les
Eaux pendant un mois, & n'en
obtint pas d'abord de foulagement fenfible ; mais un mois
après, tous les fymptômes de fa
mélancolie fe mitigerent. L'année fuivante, il reprit les mêmes
Eaux tranfportées chez lui (*à
Iffoudun.*) Il s'en trouvoit de
mieux en mieux. La troifieme
année, il alla les prendre à la
fource, & il guérit radicalement

E iij

OBSERVATION XIVe.

Sur une dartre vive

Un homme d'un tempérament robuste, avoit une dartre vive au visage, qui l'incommodoit beaucoup. Il prit les Eaux de Pougues pendant quatre saisons : à la premiere, elles ne firent point d'effet ; à la seconde, la dartre diminua ; mais elle ne guérit totalement qu'à la quatrieme, & ce fut sans retour. La résistance de cette dartre avoit lieu de nous surprendre, puisque ordinairement les dartres guérissent par le moyen des Eaux de Pougues, à la premiere ou à la seconde saison qu'on en fait usage.

OBSERVATION XVe.

Sur une Cacochymie scorbutique.

Un Marchand d'Orléans se plai-

[103]

gnoit de douleurs vagues dans le corps & dans les membres, principalement dans la région épygoftrique; il étoit d'une fo blesse & d'un abattement confidérables, & fon fang paroiffoit difpofé à la diffolution. Il prit les Eaux de Pougues pendant trois faifons, il en retira un foulagement fenfible, il les avoit fait tranfporter chez lui; il les prit à la fource, les deux autres faifons, & en obtint une guérifon parfaite.

Observation XVIe.

Sur un Rhumatifme goutteux.

Un Religieux fouffroit violemment, depuis pluſieurs années, d'un rhumatifme goutteux & ne pouvoit calmer fes douleurs que par un ufage fréquent des narcotiques. Il avoit tenté inutilement les effets de différentes eaux minérales chaudes, fon rhumatifme

E iv

étoit toujours le même. Dès le deuxieme jour de l'usage de celles de Pougues, qu'il prit en 1755, ses douleurs diminuerent, il continua de les prendre pendant vingt cinq jours, & ne souffrit plus. L'hiver suivant, sur quelque ressentiment de douleurs, il reprit les Eaux de Pougues, transportées à Nantes en Bretagne, & il ne fut plus question de rhumatisme ni de douleurs.

Un Bourgeois, de la ville de Nevers, avoit déja obtenu des Eaux de Pougues, en 1712, une guérison semblable à la précédente.

OBSERVATION XVIIe.

Sur une Jaunisse.

Un Ecclésiastique, du diocèse d'Orléans, guérit, en 1740, par le moyen des Eaux de Pougues, d'une jaunisse invétérée, & si confidérable , que les cuiſſes & les jambes en étoient devenues édé-mateuſes.

OBSERVATION XVIIIe.

Sur une perte habituelle de ſemence.

Un homme reſpectable , étoit preſque épuiſé par une perte con-tinuelle de ſemence , qui prove-noit de relâchement ; il eut re-cours aux Eaux de Pougues, qu'il prit à la ſource , pendant trente-deux jours , dans l'année 1740.

OBSERVATION XIXe.

Sur une Gonorrhée invétérée.

Une perſonne du ſexe étoit af-fligée depuis huit ans , d'une go-norrhée qui l'épuiſoit & lui cauſoit des ſouffrances preſque continuel-les ; les ſecours ordinaires de l'art n'avoient eu aucun ſuccès , pour diminuer ni pour modérer l'irritation ; elle prit les Eaux de Pou-gues à la source en 1742 , & gué-rit de cette incommodité dans une seule saison.

OBSERVATION XXe.

Sur une Stérilité.

Une jeune Dame, mariée de-puis dix ans, sans être devenue enceinte, prit les Eaux de Pou-gues à la source, pendant qua-rante jours ; lorsqu'elle les eut prises vingt jours, elle en mit quinze d'intervalle, & les reprit ensuite, avec un succès si heu-reux, que dix mois après elle fit un garçon aussi robuste, qu'il étoit desiré.

OBSERVATION XXIe.

Sur une Perte de sang.

Une femme de Nevers étant épuisée par une perte qu'elle avoit

déja depuis long-tems, en guérit
en 1740 , par le seul secours des
Eaux de Pougues transportées.

OBSERVATION XXIIe.

Sur une suppression de regles.

Une Religieuse avoit, depuis
deux ans, une suppression totale
de ses regles, qui lui causoit un
nombre d'incommodités, symp-
tomes ordinaires de cette maladie; vingt-six jours d'usage des
Eaux de Pougues, les firent repa-
roître, & le mois ensuite, elles reprirent leur cours ordinaire.

OBSERVATION XXIIIe.

Fureur utérine.

La femme d'un Financier de
Bourges, étant affligée de cette
cruelle maladie, prit les Eaux de
Pougues pendant deux ans, une
saison chaque année, sans y être

E vj

préparée ; elle n'y trouva que peu
de soulagement. Elle les reprit la
troisieme année , après une préparation convenable , par des sai-
gnées , des bains , des émolliens,
des tempérans ; elle devint plus
tranquille & guérit bientôt sans
retour.

OBSERVATION XXIVe.

Suppression des regles avec des vapeurs convulsives.

Une fille de campagne , tomba
pendant l'hiver dans l'eau glacée
& y demeura quelques heures ; elle
avoit ses regles , elles se suppri-
merent, & elle fut prise d'attaques
de vapeurs convulsives , qui se re-
nouvelloient tous les mois, & duroient chaque fois pendant huit
jours, à une attaque par jour. Au
bout de dix mois, ses regles parurent très-imparfaitement , mais
les attaques ne diminuerent pas.

Elle demeura cinq ans dans cet état, toutes fortes de remedes lui étoient inutiles; on lui confeilla les Eaux de Pougues, elle les prit à la fource pendant vingt jours, pendant la premiere faifon de l'année 1753, & autant pendant la feconde. Vers le milieu de celle-ci, fes regles vinrent abondamment, elle n'eut qu'une feule attaque, & n'en eut plus depuis; l'année fuivante, elle fe maria, elle a fait des enfans, & jouit depuis ce tems-là, d'une fanté parfaite.

Observation XXVe.
Sur des pâles couleurs.

Une Demoifelle, de 21 ans, qui n'étoit point reglée, étoit accablée de pâles couleurs, avec une fievre lente, & des appétits dépravés; elle n'avoit de goût que pour le plâtre, la craie, le charbon, le vinaigre, le fel, &c. On la prépara à l'ufage des Eaux de Pougues, par une faignée très-ménagée & la purgation ; elles les prit à petites dofes , l'année 1750, pendant trente jours, fe purgea enfuite , & réitéra la purgation quinze jours après. Un mois ne s'étoit point encore écoulé depuis l'ufage des Eaux, que les regles parurent , mais foiblement ; les autres fymptomes fe foutenoient encore. Le fecond mois , les regles s'établirent dans un bon ordre , tous les accidens fe diffiperent & firent place à une fanté parfaite.

OBSERVATION XXVIe.

Sur des accidens furvenus par la fuppreffion des vuidanges.

Une Dame, de 22 ans, avoit fait une couche très-heureufe ; huit jours après , elle eut un cha-grin violent qui fupprima fes vui-

danges ; elle devint pâle, foible ,
languiſſante & ſes regles ne ſe rétablirent pas ; elle reſſentoit des
douleurs ſourdes avec peſanteur
dans l'hypogaſtre , ſon appétit
étoit totalement détruit , elle
avoit un éloignement pour toutes ſortes d'alimens , & même
pour les plus exquis ; tous ces
ſymptomes l'avoient plongée dans
un état de ſouffrances & de lan-
gueurs qui duroient depuis dix
mois. On la prépara à l'uſage des
Eaux de Pougues, par la ſaignée
du bras & la purgation ; elle
commença de les prendre , le mois
d'Avril de l'année 1760 , elle les
prit à petites doſes pendant vingt-
ſept jours, on fit fondre dans le
premier verre , chaque matin ,
pendant huit jours, un gros de
ſel de *duobus*, on la repurgea à la
fin des Eaux.

Cette malade ſe retira chez elle
après l'uſage des Eaux, avec tou-

tes ses incommodités qui, cependant, étoient un peu moins acca-
blantes. Trois semaines après,
elle eut une perte en blanc pendant six jours ; ses regles parurent quatre jours après l'écoulement en blanc, & furent abondantes. La perte blanche recom-
mença après les regles, & cessa
en huit ou dix jours ; la malade
recouvra sa santé, fit des enfans
& les nourrit avec beaucoup de
courage & de succès.

[Ces observations ont été faites
par feu M. DE LA RUE, Intendant
des Eaux minérales de Pougues,
qui jouissoit d'une réputation mé-
ritée. Les deux suivantes ont été
communiquées par M. MISSA,
Docteur-Régent de la Faculté
de Médecine de Paris.]

OBSERVATION XXVII.

Sur une obstruction au foie, une jaunisse, une mélancolie invétérées.

La Supérieure d'une Maison Religieuse de Paris, d'un tempérament sec & mélancolique, d'un teint jaunâtre, livide, plombé, d'une constipation habituelle, éprouvoit depuis longues années, à la suite d'un tems critique, de violentes chaleurs d'estomac ; étoit sans appétit, sentoit au gosier & dans la bouche une odeur d'œufs couvis, surtout les matins à jeun ; elle étoit d'ailleurs sujette, principalement dans le tems de la digestion qui étoit ingrate & laborieuse, à des maux de tête vifs & continuels, à des rapports nidoreux, à de fréquens hoquets, à des oppressions de poitrine vagues & irrégulierement périodi-

ques : il lui montoit fréquemment des feux au visage ; elle
éprouvoit des malaises , même
des défaillances inopinées , elle
avoit des sueurs froides deux ou
trois heures après ses repas, tant
de jour que de nuit , qui lui cau-
soient de vives inquiétudes & lui
faisoient souvent craindre la perte
de ses jours. Ces accidens étoient
tels , qu'elle n'étoit plus susceptible d'aucun travail suivi , ni
d'aucune application longue &
soutenue , & au point qu'ils lui
interdisoient aussi souvent l'usage
de la parole , outre qu'ils lui obs-
curcissoient la vue d'une maniere
momentanée : en un mot , son
tempérament étoit si délabré , &
ses forces si épuisées par la réunion de ces simptômes & de ces
infirmités , qu'elle étoit forcée
de mener une vie sédentaire , &
qu'elle restoit volontiers assise
dans son fauteuil.

[115]

Les médecines les plus actives ne la purgeoient pas , tandis qu'une chopine de petit lait simple & clarifié lui causoit des superpurgations , & quelquefois la dissenterie la plus cruelle & la plus opiniâtre.

M. Missa , lui ayant fait prendre sans succès , plusieurs années , dans les différentes saisons , les Eaux de Vichi , les anciennes & les nouvelles Eaux Minérales de Passi , & d'autres Eaux ferrugineuses , même les remedes tant galeniques que pharmaceutiques , les plus propres à remédier à ses maux les plus graves , qui étoient une obstruction au foie , la jaunisse , le dérangement d'estomac , & la langueur vaporeuse & mélancolique dont elle étoit attaquée depuis longtems , lui conseilla d'aller prendre les Eaux de Pougues à leur source.

Elle les prit en effet à Nevers, (ville voisine de ce Bourg) (
mais seulement une quinzaine
de jours. Elle en ressentit un
soulagement marqué dès le troisieme. Elle n'en buvoit d'abord
qu'une pinte , le matin à jeun ;
cependant elles la purgeoient,
la faisoient aller six à sept fois
à la selle , & toujours copieu-
sement. Elle en prit ensuite jusqu'à deux pintes chaque matin ;
ce qui l'évacua encore plus &
donna lieu à M. de la Rue , son
Médecin , d'observer qu'elle en
étoit purgée trop abondamment,
qu'elle en étoit fatiguée , & que
ses forces en étoient aussi plus affoiblies ; c'est pourquoi il lui conseilla de se restreindre à une pinte
par jour. Elle en continua ainsi
l'usage avec un bon régime , avec
assez de succès pour que l'appétit
lui revînt par degrés , que ses infirmités diminuassent de jour en

[117]

jour, & enfin pour qu'elle en
obtînt la guérison, quelques mois
après avoir repris le gouverne-
ment de sa Communauté.

OBSERVATION XXVIIIe.
Sur un engorgement schirreux au
foie & un ictére confirmé

Les Médecins de Melun & de
Nevers conseillerent en 1767, à
une Religieuse qui fut la com-
pagne de voyage de celle qui fait
le sujet de l'Observation précédente, d'aller prendre à leur
source les Eaux Minérales de
Pougues, pour un engorgement
schirreux au foie, & un ictére
universel & confirmé.

Elle en fit usage pendant un
mois ; elles la purgeoient beaucoup, lui procuroient un appétit dévorant ; de sorte qu'elles lui
firent le bien le plus marqué, &
la mirent en état de retourner
dans son Couvent, assez satisfaite

pour se savoir bon gré d'en avoir
fait le voyage, & de les avoir bues
avec autant d'exactitude que de
persévérance, & le régime le plus
fidele & le plus sévere.

CONCLUSION.

Il en est de l'usage des Eaux Minérales de Pougues, comme de
celui de toutes les autres Eaux,
tant froides & ferrugineuses que
chaudes & Thermales. Elles ne
réussissent parfaitement aux malades, qu'autant qu'ils les boivent à
la quantité d'une pinte ou une
pinte & demie au plus, les matins
à jeun, & avec une proportion re-
lative à l'estomac, à l'état des forces, & au besoin physique de
leur individu ; qu'on se garantit,
avant & pendant leur usage, des
violentes passions de l'ame qu'on
se prépare à leur effet par des

précautions nécessaires ; qu'on
les favorise & soutient par des
remedes convenables à la nature,
au génie, au caractere de la maladie; qu'autant qu'on les appro-
prie au tempérament de ceux qui
y ont recours, qu'on les seconde
par la pratique d'un régime choi-
si, concerté, fidele; & en un
mot, qu'on les accompagne d'un
exercice modéré & pris à propos,
au grand air & dans des lieux
rians & variés par leur situation.

FIN.

ANALISE
CHIMIQUE
DES EAUX MINERALES
DE POUGUES;

Par M. Costel, ancien Apoticaire, Aide-Major des Camps & Armées du Roi en Allemagne, & Me Apoticaire de Paris.

ANALISE
CHIMIQUE
DES EAUX MINERALES
DE POUGUES.

CHAPITRE PREMIER.

Examen préliminaire des Eaux Minérales de Pougues.

LES Eaux Minérales de Pougues font limpides à leur fource (*a*) & y bouillonnent conti-

(*a*) La deſcription du local de la fontaine,
ainſi que celle de la nature du terrein qui environne la ſource des Eaux Minérales de Pou-

nuellement. De la maſſe d'eau
où ſe paſſe l'action du bouillonnement , il ſe détache ſans interruption une grande quantité
de bulles d'air , ainſi que de toute
ſa ſurface ; mais dans l'endroit
du bouillon, elles ſont toujours
d'un volume plus conſidérable.

Si on étend la main à plat, à
dix à douze pouces de la ſurface
de l'eau, on ſent une infinité de
petits jets qui la frappent continuellement & la mouillent. Si on
regarde attentivement dans la
fontaine , on les apperçoit auſſi
s'élancer comme une pluie d'eau
très-fine.

Une Expérience bien ſimple,
prouve d'une maniere très-dé-
monſtrative , la diſſipation continuelle d'un principe volatil, qui
eſt une des parties conſtituantes
de ces eaux. On plonge un grand

gues , ſe trouvent à la tête des obſervations
médicinales.

verre à boire dans la fontaine,
on le renverse, en même-tems,
plein d'eau minérale, & on le tient
dans cet état fur la furface de
l'eau, en obfervant que les bords
foient toujours dedans, afin que
l'air extérieur ne puiffe pas entrer
dans le verre. En quelques minutes, il fe vuide de l'eau qu'il contient, elle en eft expulfée par un
principe volatil, fpécifiquement
plus léger qu'elle, & qui fe fubf-
titue à fa place. Mais une feconde expérience, auffi fimple que
celle-ci, nous rend ce principe
volatil palpable, & nous le démontre pourvu des qualités &
propriétés qui le caractérifent.
On remplit une bouteille de pinte
aux deux tiers ou environ d'eau
minérale, on bouche fon orifice
avec le pouce, & on la fecoue
fortement ; en lâchant enfuite le
doigt fubitement, il fort de l'air
avec impétuofité, qui emporte

avec lui quelques parties d'eau
très-déliées. Si cette matiere élaftique eft reçue dans une veffie
qui, après avoir été vuidée d'air,
eft liée au col de la bouteille;
on ne peut la méconnoître pour
un air pur, qui jouit de toutes fes
propriétés, comme il fera plus
amplement prouvé dans l'analyfe
Chymique.

Les bords intérieurs du puits
ou baffin des eaux, font toujours
enduits d'une terre jaune très-
fine, qui forme un dépôt de plufieurs lignes d'épaiffeur; cette terre, qui a toute l'apparence d'une
ocre, n'eft effectivement qu'une
terre abforbante ou calcaire mê-
langée de fer, qui dépofe une
rouille par-tout où l'Eau minérale paffe, comme on le voit dans
la rigole qui décharge le baffin.

Le 24 Juillet 1768, à fept heures & demie du matin, le Ther-
mometre de Réaumur, qui étoit

à seize degrés, ayant été plongé & tenu dans la fontaine minérale pendant quelques minutes, est descendu entre neuf & dix.

Le 27, à huit heures du matin, de 15, il est descendu tout près du dixieme degré.

Cette Eau minérale est, à sa source, très-vive & très-pétillante. Elle a le montant des liqueurs spiritueuses aérées, telles que les vins mousseux, la biere, le cidre, &c. surtout si on la boit comme il est ordinaire de faire du vin de champagne ; mais elle m'a paru inodore. Comme elle est très-aérée, elle a le *gratter* propre aux eaux de cette espece, ainsi qu'aux vins mousseux, ce qui leur a fait donner autrefois le titre d'acidules, dans la persuasion où l'on étoit, que cette saveur vive & piquante qu'elles impriment sur la langue, ou ce gratter étoit dû à un acide.

A iv

L'Eau minérale de Pougues a un goût alkalin que je juge pouvoir être comparé à celui qu'imprime quelquefois une huître qui n'est pas très-fraîche, ou peut-être encore mieux, une écrevisse d'eau douce dont on mange le ventre & les entrailles.

Dès que cette Eau minérale paroît à la surface de la terre, elle est disposée à se décomposer par le concours du contact de l'air extérieur & de sa température. Si on en met dans un verre à boire, on apperçoit, en moins d'une minute, que la surface de l'eau se ternit; une poudre fine & déliée la couvre insensiblement en moins d'une heure, & fait, en peu de tems, une pellicule tout-à-fait semblable à celle de l'eau de chaux. Si on la brise, elle se précipite & il s'en forme une autre, & ainsi de suite, jusqu'à ce que toute la terre absorbante que cet-

te eau tient en diſſolution, s'en
ſoit ſéparée. Cette poudre terreuſe, examinée à la loupe, eſt une
vraie cryſtalliſation de la terre abſorbante, qui, à la maniere des
ſels, n'a emprunté de la maſſe
d'eau qui la tenoit en diſſolution,
que la quantité de fluide qui lui
eſt néceſſaire pour prendre une
forme cryſtalline. Ces petits cryſtaux ſont un vrai ſpath cryſtalliſé,
calcaire & tout-à-fait ſoluble dans
tous les acides (a).

Si on évapore en totalité quelques onces d'eau, par l'évaporation inſenſible, les parois du verre ſe trouvent tapiſſées de cryſtaux fins & déliés, vraiment ſa-

(a) On voit auſſi des cryſtaux de cette
nature, incruſtés ſur les parois, & principalement dans le fonds des bouteilles d'Eau de
Chaux, qui a été conſervée quelque mois. J'aurai occaſion de faire obſerver que dans les bouteilles d'Eau de Pougues conſervée de même,
on y en trouve auſſi & en aſſez grande quantité.

A iv

Iins & d'un dépôt de terre qui
tient fortement au verre, dans laquelle on apperçoit la couleur
jaune de la rouille de fer.

Si, en puisant un verre d'Eau
minérale, on y jette sur le champ
de la noix de Galles concassée,
cette eau prend une couleur de
fleurs de péchers très-agréable,
mais jamais plus foncée. La même expérience ne réussit plus, dès
que l'eau a été transportée, quoiqu'on y retrouve toujours le fer
qu'elle contient

La chaîne des collines qui forme l'enceinte des environs de Pougues, est un terrein pierreux dont
le fonds est, en plus grande partie, une terre calcaire martiale,
qui porte partout avec elle des indices du fer dont toute la Province a des mines très-abondan-
tes. Par la situation de la source
des Eaux minérales de Pougues
& la nature du terrein qui l'envi-

sonne, il est aisé de voir pourquoi ces Eaux tiennent de la terre calcaire & du fer en dissolution.

1o. La terre martiale qui se dépose continuellement sur les parois du bassin de la fontaine, est en partie soluble dans les acides, avec une effervescence très-marquée. Cette dissolution prouve que cette terre martiale n'est pas absolument privée de phlogistique ; mais la terre absorbante qui forme la plus grande partie de ce dépôt, est celle qui rend cette effervescence si sensible.

2o. Cette terre desséchée, ressemble parfaitement à une ocre jaune très-divisée, & n'est point attirable par l'aimant ; mais traitée au feu pour en faire la réduction, on en obtient un fer parfait.

3o. Une dissolution de cette terre martiale, dans l'acide vitriolique, donne avec la noix de Galles, une teinture d'un très-beau

bleu. Si on étend quelques gouttes de cette diffolution filtrée,
dans quatre ou cinq onces d'eau,
& que l'on y mette enfuite deux
ou trois petits morceaux de noix
de Galles concaffés, qui y reftent furnageans; on voit fe précipiter très-lentement & très-
agréablement, à partir de la furface de l'eau & comme fortans de
la noix de Galles, des filets fort
déliés, d'une belle couleur bleue
tirant fur le violet. Cette précipitation eft quelques heures à fe
faire complettement, pour parve-
nir jufqu'au fond du verre.

4°. Cette terre ayant été mife
en infufion dans de l'eau diftillée
avec de la noix de Galles, pendant trois femaines, ou même un
mois, fa couleur jaune s'eft totalement changée en noir. Cette couleur pénétroit jufques dans l'intérieur des morceaux de noix de
Galles concaffée. L'eau a pris,

en même-tems, une teinture très-
forte d'un brun noirâtre. De la
noix de Galles , infusée seule
dans la même quantité d'eau diftillée & avec les mêmes circonftances , a donné une teinture
brune assez peu foncée & la poudre n'a changé en rien de la couleur qui lui est propre. Cette terre
martiale , devenue ainsi très-noire
par son infusion avec la noix de
Galles , n'en étoit pas plus attirable par l'aimant.

5°. Cette terre martiale , ainsi
préparée ; donne dans l'eau chau-
de une teinture noire ou vraie en-
cre, qui disparoît avec les acides
& se rétablit ensuite par un alkali.

Toutes les personnes qui boivent des Eaux Minérales ferrugineuses , rendent des excrémens
noirâtres. On attribue avec d'autant plus de raison cet effet au
fer contenu dans ces Eaux , que
cela arrive toutes les fois qu'on

fait ufage de préparations martiales quelconques, & même de
celles qui ne font que des terres
martiales pures, que l'on regarde
comme tout-à-fait dépouillées de
Phlogiftique. Mais eft-il néceffaire que ces terres martiales re-
prennent du phlogiftique dans
l'eftomac, pour teindre ainfi les
excrémens, fuivant le fentiment
du célèbre Auteur du Dictionnaire de Chimie? & la terre martiale des Eaux Minérales de Pougues, en a-t-elle effectivement
repris dans fon infufion avec la
noix de galles, parce qu'elle y eft
devenue en totalité d'un beau
noir? Je n'effaierai pas de déterminer fi ce changement de couleur en eft une preuve démonftra-
tive ; mais je ferai feulement obferver que cette terre martiale,
devenue noire, n'étoit pas plus
attirable par l'aimant, qu'auparavant ; & que plufieurs prépara-

tions martiales, qui ne font pas
noires, font très - attirables. La
terre martiale, munie de la plus
légere portion de phlogiftique,
peut avoir la propriété de teindre
en noir ; tandis qu'au contraire
le fer n'eft attirable par l'aimant,
que dans l'état exactement métallique.

PESANTEUR comparée des Eaux Minérales de Pougues.

Le 24 Juillet 1768, à une heure
& demie après midi, le termometre de Réaumur, étant tout
près de dix-fept degrés & demi,
mon aréometre eft defcendu dans
l'eau de la Loire.... à   43 $\frac{1}{2}$

De fource d'eau douce,
attenant la maifon occu-
pée par S. A. S. Monfei-
gneur le Prince de Conti,
& pour laquelle il a fait

[16]

conſtruire une fontaine (*a*)
. . . . à 38.

Du puits de la même maiſon à . . . . . 32 $\frac{1}{2}$

Minérale qui n'eſt plus en uſage à . . . . 10.

Minérale qui eſt en uſage à 7.

Minérale *idem*, qui par ébullition avoit dépoſé ſa terre abſorbante & perdu ſon air ſurabondant à . . . 33

L'énorme différence de la peſanteur des deux Eaux Minérales, par comparaiſon avec l'eau de la Loire (*b*), eſt l'effet de la

(*a*) On y lit les vers ſuivans :

Sans ornement j'errois dans la contrée,
CONTI parut, & je fus décorée.
Ma ſource ne tarit jamais;
C'eſt l'image de ſes bienfaits.

Par M*** le *Préſident de Nevers.*

(*b*) L'eau de la Loire & l'Eau Minérale peſées ſéparément dans une balance très juſte & dans le même vaiſſeau, étoient exactement du même poids. Si la différence de peſanteur

prodigieufe quantité d'air qu'elles tiennent en diſſolution & en fur-abondance. La terre abſorbante peut auſſi y concourir pour quel-que choſe, ainſi qu'on le voit dans l'eau de puits qui en con-tient beaucoup, & dans laquelle

obſervée par l'aréometre, provenoit d'une pe-ſanteur réelle de l'Eau Minérale, elle feroit certainemen: beaucoup plus que fuffiſante pour être très-fenfible dans une balance ordinaire. D'après cette comparaiſon de la balance avec l'aréometre, je dis que cet inftrument n'eſt pas, à proprement parler, un pefe-liqueur; qu'il indique feulement le plus ou moins de ténacité que les fubftances étrangeres commu-niquent à l'eau pure, fans lui donner une pe-ſanteur réelle, mais feulement factice. On en exceptera cependant les eaux qui tiennent en diſſolution & en grande quantité fur tout des fubftances falines. Et comme me diſoit un trés-bon Chimiſte à qui je faiſois part de mes idées à ce ſujet: Quelques grains de matiere très-gommeufe, diſſoute dans de l'eau diſtillée, y feront un changement très-notable par la diffé-rence très-confidérable des degrés d'immerfion de l'aréometre; tandis que la peſanteur réelle que cette eau aura acquife par l'introduction de ce corps étranger, comparée à celle de l'eau diſtillée pure, fera, pour ainſi dire, inap-prétiable

on ne trouve aucune autre fubftance propre à produire une différence notable de pefanteur entre cette eau & celle des rivieres
en général. Nous avons de plus
dans l'eau minérale une troifieme
caufe de pefanteur dans la matiere faline qu'elle tient en diffolution. La même eau minérale
qui a bouilli, & qui dans cette
opération a perdu tout fon principe volatil, qui eft l'air (*a*),
en même tems qu'elle a dépofé
fa terre abforbante, eft devenue,
à peu de chofe près, de la même
pefanteur que l'eau de puits;
mais elle étoit encore fort éloignée de la légereté de l'eau de
la Loire. C'eft par hazard que les
pefanteurs fpécifiques de ces deux

______

(*a*) La plus grande légéreté d'une eau aérée,
après avoir été débarraffée de fon air furabondant, a déja été obfervée fur l'eau de Buffan,
contre l'opinion reçue, par Meffieurs les Com-
miffaires nommés pour l'examen de la riviere
de l'Yvette.

eaux se trouvent alors les mêmes, car elles diffèrent absolument dans le mélange des substances hétérogenes, qui ne leur permettent pas d'atteindre à la pureté de l'eau de la Loire. Dans l'eau minérale, c'est principalement la matiere saline ; & dans l'eau de puits, la terre absorbante & le sel séléniteux, qui, chacune de leur côté, les constituent plus pesantes que des eaux pures.

Plusieurs expériences & observations chimiques me donnent tout lieu de présumer que les matieres étrangeres à l'eau en général, qui s'y trouvent ou mêlées ou en dissolution, font, dans tous les regnes de la nature, les seules & uniques causes des différences qu'on y observe en tout genre ; & que l'eau est originairement une & la même par-tout. Mais singulierement mes expé-

riences fur la diſſolution du ſavon , traitée avec les eaux minérales, ou crues , m'ont paru
prouver ſuffiſamment ce théorê-
me , au moins par rapport aux
eaux ſouterraines.

L'eau de la ſeconde fontaine
minérale qui eſt éloignée d'environ 1500 pas du grand chemin,
eſt abſolument de même qualité,
mais en tout moins forte que l'eau
de celle qui eſt en uſage aujour-
d'hui. L'eſpece d'abandon dans
lequel cette ancienne fontaine ſe
trouve depuis plus d'un ſiécle,
ſa ſituation , les ſources d'eau
douce qui l'environnent , ſont
autant d'accidens qui tous con-
courrent à diminuer ſes propriétés. On y reconnoît cependant, comme dans la premiere,
de l'air ſurabondant, de la terre
abſorbante , du fer en diſſolution , & le même ſel marin; mais

toutes ces chofes en moindre quantité, parce qu'elle eft, comme je viens de le dire, mélangée de l'eau douce des fources qui l'environnent. Elle eft cependant aujourd'hui en meilleur état, depuis que M. Gourjon (*a*) en eft le propriétaire. *Voyez* ce qu'en a dit M. Raulin. J'ai raſſemblé dans cet article tout ce que j'ai à dire de cette fontaine ; & je préviens qu'il ne fera plus queſtion dans cette Analife, que des Eaux Minérales de Pougues dont on fait journellement uſage.

(*a*) M. Gourjon, Notaire à Nevers, & gendre de feu M. de la Rue, Médecin, Intendant des Eaux, m'a écrit que, s'étant amuſé à placer une bouſſole au-deſſus du bouillonnement de la fontaine minérale dont les eaux font en uſage, il avoit obſervé que l'aiguille éprouvoit dans cette poſition une variation continuelle, & de tems à autre une eſpece de contrainte & d'impulſion violente, qui l'arrêtoit tout-à-coup & la faiſoit rétrograder.

ANALYSE

CHIMIQUE

Des Eaux Minérales de Pougues.

CHAPITRE II.

Les Eaux Minérales de Pougues que nous avons reçues dans le courant de Juillet 1767, nous font parvenues bien bouchées, & fcellées du cachet de M. de la Rue, Docteur en Médecine & Intendant de ces Eaux. Elles avoient été puifées exprès, & envoyées fur le champ. Huit jours ou environ après, on a commencé à les examiner a Paris.

Ces Eaux font arrivées ici limpides, diaphanes comme de l'eau ordinaire bien claire, inodores,

[23]

d'une saveur piquante & très-
vive (*a*).

D'après mes travaux & recherches sur ces Eaux Minérales, je
crois pouvoir démontrer qu'elles
tiennent en dissolution :

1°. De l'air en surabondance.
2°. Une terre absorbante.
3°. Du fer.
4°. Du sel marin.
5°. De l'alkali minéral uni
    à une matiere grasse.

M. Duclos, Médecin du Roi
& de l'Académie Royale des
Sciences, qui, en 1670 & 71,
fut chargé de faire les analises
de toutes les Eaux Minérales de
France, dit, *Observationes de
Aquis Mineralibus Galliæ*, pag.
91 & 92, Que le sel produit

(*a*) Cette saveur piquante & vive m'a paru
en 1768 à Paris, à peu près la même qu'à la
source ; aussi avois je pris les précautions nécessaires pour la conserver dans le transport des
Eaux, en bouchant les bouteilles avec d'excellens bouchons, & en les tenant très pleines.

des Eaux de Pougues , a les qualités du vrai nitre. Il entendoit
par vrai nitre , le *natrum* des anciens , ou l'alkali minéral.

M. Geoffroy le Médecin , d'a-
près ses expériences faites à la
source même , lesa trouvées ferrugineuses , vitriolées , nitreuses
& sulphureuses.

Les résultats de mes expériences ne s'accordent avec ceux de
ces Messieurs , que par rapport
au fer & au natrum. Je puis même dire qu'il est étonnant que
M. Duclos qui a reconnu le sel
marin dans d'autres Eaux Minérales , comme il le rapporte lui-
même , l'ait méconnu dans celles-ci. Mais ce qui l'a induit en
erreur , c'est que le sel marin cris-
tallisant le dernier , il se trouve
confondu dans les cristaux de l'alkali minéral , si les évaporations
de l'eau ne sont pas conduites
avec précaution.

De

De l'examen préliminaire de
ces Eaux Minérales fait à la
source, je passe aux expériences
qui peuvent me faire connoître
la nature & les propriétés de
leur principe spiritueux, actif &
fugitif; comme c'est le plus mobile de ceux qui entrent dans
leur composition naturelle, j'ai
jugé nécessaire de commencer
cette analyse par la démonstration de ce principe.

Pour second moyen j'ai employé l'évaporation de l'Eau Minérale, qui traitée à différens dégrés de chaleur m'a mis en état
de juger des changemens ou altérations que ce moyen d'essai,
poussé plus ou moins loin, pouvoit y occasionner. C'est de tous
ceux qui ont été mis en usage,
celui dont j'ai obtenu les connois-
sances les plus positives. Une évaporation bien conduite rassemble
dans une petite quantité de li-

B

queur, ou en un petit volume de matiere féche, tous les principes qui dans une Eau Minérale tiennent au dégré de chaleur néceſſaire à cette opération , & les préſente d'une façon commode & ſûre de pouvoir être analyſés; on peut par ce moyen de recherches diſtinguer non - ſeulement les différentes ſubſtances qui entrent dans la compoſition naturelle des Eaux que l'on traite , mais encore déterminer avec exactitude les quantités reſpectives de chacune de ces ſubſtances ou au moins des plus eſſentielles.

Pour troiſieme moyen , je me ſuis ſervi des réactifs , quoique je ſois bien perſuadé en général de leur inſuffiſance dans les eſſais des Eaux , comme l'ont fort ſagement obſervé MM. les Commiſſaires de la Faculté de Médecine nommés pour l'examen de l'Eau de la riviere de l'Yvette , mais je n'ai admis les réfultats qu'ils m'ont donnés, qu'autant qu'ils ont été confirmés par d'autres expériences non équivoques.

EXPÉRIENCES

Sur le principe volatil, ou la matiere fubtile explofive des Eaux Minérales de Pougues.

LA faveur piquante & vive de l'Eau Minérale de Pougues, le principe actif qui s'en fépare avec explofion par la fimple fecouffe, lui ont fait donner ainfi qu'à d'autres Eaux Minérales qui jouiffent des mêmes propriétés, la qualité d'Eaux Spiritueufes ; on a par la même raifon défigné ce principe volatil, par les noms faftueux, d'Efprit Minéral élaftique, fugitif, æthéréoaérien, &c. Et M. Shaw dans fa méthode gé-

nérale d'analyfe des Eaux Minérales, (*a*). en parle comme d'un
principe conftituant de ces Eaux
Il donne à ce fujet beaucoup de
moyens propres à le retenir : mais
il n'a jamais vû que ce fût un air
pur femblable à celui que nous
refpirons, qu'il raffembloit dans
l'expérience de la veffie ; il dit au
contraire ,, que ce moyen peut
,, être propre non - feulement à
,, nous rendre l'Efprit des Eaux
,, Minérales auffi fenfibles à l'œil
,, & au toucher, que l'eft pour
,, nous l'air d'une veffie enflée de
,, vent ; mais qu'il peut encore le
,, foumettre à une variété d'expé-
,, riences auffi utiles que curieu-
,, fes, par le fecours defquelles il
,, feroit poffible d'en connoître la
,, nature , les propriétés & les
,, ufages. Il veut enfuite qu'on
,, examine fi cet efprit eft un corps

(*a*) Chez Vincent Libraire, rue S. Seve-
rin.

» simple ou un compofé, fi c'eſt
» un compofé, comment on pour-
» roit le réfoudre ou décompo-
» fer, comment l'imiter, com-
» ment l'introduire artificielle-
» ment dans une Eau qui en eſt
» privée, comment il ſe forme
» naturellement & d'où il pro-
» cede «. Toutes ces choſes ont
été exécutées par M. Venel (*b*),
& avec le plus grand ſuccès:
mais il y a réuſſi parce qu'il eſt
parti d'un point fixe & ſûr, qu'il
ne s'eſt point laiſſé ſéduire par
tous les phénomenes que préſen-
tent les Eaux aérées, qu'il a eu
au contraire le courage d'imaginer que ſi l'explication de ces
phénomenes ne ſe préſentoit pas
au premier coup d'œil, on ne
pouvoit ſe croire diſpenſé de ſe
rendre raiſon de la façon d'agir
d'une cauſe qu'il n'a pas jugée

(*b*) Mémoire ſur les Eaux de Seltz , ſecond
volume des Savans étrangers de l'Académie.

ſi occulte , ainſi qu'Hoffman &
d'autres Chimiſtes l'avoient cru
avant lui. Son ſavant Mémoire
ſur les Eaux Minérales de Seltz ,
eſt plein d'expériences démonſtra-
tives en faveur de l'air ſurabondant propre aux Eaux Minérales
aérées , comme l'unique cauſe de
tous les phénomenes qui avant ſa
découverte étoient attribués à cet
eſprit minéral élaſtique qui paroît
n'avoir jamais exiſté dans les
Eaux Minérales.

M. Shaw dans le livre déja cité ,
a fait à ce ſujet de grandes diſſer-
tations , à la lecture deſquelles
il ſemble à tout inſtant qu'on va
toucher du doigt cette matiere
expanſible volatile. Il eſt étonnant qu'après avoir enlevé l'air
ſurabondant à l'Eau de Scarborough & l'avoir ſenſiblement raſſemblé dans une veſſie , il n'ait
pas apperçu qu'il n'exiſtoit dans
cette Eau aucun principe actif

que l'air, puisqu'il convient que
son Eau Minérale privée d'air
étoit en même tems privée de
tout principe actif; mais il étoit
si persuadé de l'existence de l'esprit minéral, que ne le trouvant
pas avec l'air qu'il avoit sensiblement rassemblé, il se prêtoit à
imaginer que cet esprit lui avoit
échappé imperceptiblement & l'a-
voit laissé en défaut, puisqu'il ne
le trouvoit ni dans la vessie ni
dans l'Eau. D'après cette expérience il forme des projets d'ex-
pédiens plus convenables, pour
retenir, rassembler ou fixer cet
esprit minéral; & d'après d'autres encore qui ne lui présentent
toujours que de l'air sous une
forme palpable, il conclut à ce
que l'esprit minéral & l'air sont
deux substances totalement différentes dans l'eau. Il a cependant si fort approché du nœud
de la difficulté, qu'il est très-

B iv

étonnant qu'il ne l'ait pas résout ;
car il dit, page 305, n°. 17. « Un
» autre usage de l'air dans l'Eau
» est peut-être de lui donner cette
» activité, ce goût pétillant &
» piquant qui la rend remarqua-
» ble, lorsqu'elle est fraîche,
» quoique peut-être cet effet étant
» bien examiné, on trouvera qu'il
» ne dépend pas tant de l'air pro-
» prement dit que d'une certaine
» action physique de l'eau par la-
» quelle l'air lui-même y est pro-
» duit, & ce seroit ici le cas d'es-
» sayer si l'introduction artificielle
» de l'air dans l'eau commune,
» ne la rendroit pas proprement
» vive & piquante, comme sont
» l'Eau Minérale de Pyrmont &
» celle de Scarborough «. Comme il reste lui-même peu satisfait
de toutes ses tentatives en avouant
de bonne-foi qu'il n'a pas pu fixer cet esprit, il remet à un travail plus complet & plus exact
de conduire ce sujet à un dégré

de certitude fatisfaifant ; il s'exprime ainfi, après avoir, comme jetté au hazard une infinité de conjectures & d'opinions vagues & incertaines, des hypothefes, des fuppofitions, comme quand il donne à cet efprit minéral pour origine, un mars volatil fubtilifé, &c. D'ailleurs ce livre eft rempli d'excellentes vues & le premier méthodique qui ait paru dans fon genre.

Iere. EXPÉRIENCE. Je place ici la plus fimple des expériences fur le principe volatil, exploſif des Eaux de Pougues dont il a été queftion dans l'examen préliminaire, comme la premiere de celles qui y démontrent l'exiftence de ce principe, & je renvoie à ce qui en a déja été dit (a).

IIeme. EXP. Ayant deffein de calculer la quantité d'air contenu

(a) Expérience de l'Eau Minérale par la fecouffe.

dans une livre de feize onces des
Eaux de Pougues, j'ai fait l'expérience fuivante. A chacun des
deux bouts d'un canal de cuir de
la longueur d'un pied & demi
& de quelques lignes de diametre d'ouverture intérieure, exactement enveloppé de veffies mouil-
lées, j'ai adapté un tuyau de corne dont les fumeurs fe fervent
avec ce même canal de cuir, &
attaché une veffie à l'un de ces
tuyaux, après l'avoir vuidée d'air
en la preffant dans les doigts à
commencer du fonds jufqu'à fon
ouverture. Cet inftrument ayant
été ainfi préparé, j'ai percé avec
un foret, le bouchon d'une bouteille de pinte pleine d'Eau Minérale, & introduit par cette ouverture le tuyau de corne oppofé
à celui qui tenoit à la veffie.
Comme le canal de cuir étoit au
moins de dix-huit pouces de long,
la veffie fe trouvoit éloignée de

tout cet efpace, de la bouteille
que j'ai placée fur le feu dans un
bain-marie. A la plus légère chaleur de l'Eau du bain, l'Eau Minérale a commencé à frémir & à
lâcher des bulles d'air qui paf-
foient dans la veffie. Ces bulles
augmentoient de volume & de
vîteffe à proportion de la chaleur du bain qui a été tenue pendant trois heures & demie au degré de 65 à 70 du termometre
de Réaumur. Les bulles d'air
ayant totalement ceffé, j'ai alors
enlevé tout l'appareil pour le laiffer refroidir, & donner à l'Eau
Minérale la facilité de reprendre
la quantité d'air qui lui eft propre comme Eau (*a*).

La veffie étoit, dans cette expérience, affujettie dans une
boëte quarrée dont un côté étoit

(*a*) Je n'entends pas parler de l'air furabondant ; car une fois dégagé des eaux aérées ,
il n'y rentre plus.

exprès entaillé pour y faire paſſer
le tuyau & le col de la veſſie,
qui étant placés horiſontalement
& hors de la boête, n'empê-
choient pas qu'on ne pût couvrir
la veſſie d'un couvercle qui entroit
juſte dans la boête, de maniere
qu'en la preſſant, après avoir interrompu ſa communication avec
le tuyau auquel elle étoit atta-
chée, on reſſerroit l'air qu'elle
contenoit dans l'eſpace qu'il de-
voit remplir quarrément ſelon la
figure de la boête. Ayant enſuite
calculé la place occupée dans la
boête par la veſſie remplie d'air,
j'en ai de cette maniere obtenu
quinze pouces cubiques de deux
livres d'Eau Minérale (*b*).

(*b*) Cette expérience a été répétée à la ſource, avec de l'eau que l'on venoit d'y puiſer.
J'y ai obtenu dix-neuf pouces cubiques d'air,
d'une bouteille qui contenoit 2 livres 6 onces
d'eau. D'après ces deux expériences, il réſulte
que 2 liv. d'eau ont perdu dans le tranſport

J'ai trouvé dépofée au fond de la bouteille que j'ai caffée exprès, une terre abforbante colorée par le mélange de la terre martiale, & environ un grain de cette même terre abforbante cryftallifée & incruftée fur les parois du verre.

La même expérience a été répétée dans un matras à long col, dont le diametre étoit en dedans de huit lignes & demie. Ce matras contenoit trois livres d'Eau étant rempli à deux pouces trois quarts de fon orifice ; après y avoir adapté une veffie vuidée d'air, je l'ai tenu près de dix heures à une chaleur douce du bain-marie qui n'a pas excédé le 45 à 50 dégrés du termometre de Réaumur. L'air contenu dans la veffie , mefuré plufieurs jours après l'expérience , ayant toujours confervé fon élafticité y

environ la feizieme partie de leur air furabon-dant.

occupoit le volume d'une chopine d'Eau , & l'Eau Minérale
dans le col du matras avoit baiffé
feulement de trois lignes dans
un diametre de huit lignes &
demies (*c*).

IIIeme. E x p. L'occafion étoit
favorable pour rechercher fi l'air
renfermé dans la veffie étoit
chargé de quelque odeur ou principe falin volatil. Ayant fait paffer
cet air de la veffie dans une bouteille de chopine dans laquelle
on avoit mis quelques onces
d'Eau diftilée teinte de firop de
violettes, je l'ai agitée fortement
afin de battre l'air & l'Eau enfemble , & au bout de quelques
heures de digeftion la couleur violette étoit toujours la même ,
l'Eau n'étoit chargée d'aucune
odeur , elle avoit feulement un

(*c*) *Voyez* Statique des Végétaux de Hales ,
trad. franç. pag. 150.

goût très-fade qui vraifemblable-
ment provenoit du féjour que
l'air avoit fait dans la veffie &
qu'il avoit enfuite communiqué
à l'Eau.

La machine Pneumatique m'a
fervi utilement pour diftinguer
l'activité du principe volatil des
Eaux Minérales de Pougues, par
comparaifon avec celles de la
Seine. L'expérience fuivante le
démontre fans équivoque.

IVeme. Exp. J'ai mis dans un
gobelet de verre huit onces d'Eau
de Pougues inaltérée.

Dans un fecond gobelet, huit
onces d'Eau de Pougues qui avoit
été expofée dans un vaiffeau ouvert l'efpace de huit jours à l'air
libre.

Dans un troifieme gobelet,
huit onces d'eau de la Seine.

Ces trois gobelets étant placés
fous le récipient de la machine

pneumatique , j'ai obfervé les
effets fuivans ; au fecond coup
de pifton l'Eau Minérale inaltérée a commencé à frémir ; au
troifieme il s'en eft échappé quelques petites bulles d'air , qui à
chaque coup de pifton augmentoient en volume & en vîteffe.

Après fix coups de pifton l'Eau
de Pougues , qui avoit perdu la
plus grande partie de fon air furabondant , à l'air libre , a commencé à frémir bien avant l'Eau
de la Seine.

Après huit coups de pifton ,
l'Eau de la Seine a commencé
à s'agiter légèrement & à donner
quelques bulles d'air. Alors l'Eau
Minérale altérée étoit plus agitée
& fes bulles étoient plus confidérables que dans l'Eau de la Seine ,
mais fort éloignées du volume
de celles de l'Eau inaltérée qui
étoit exactement comme de l'Eau
qui fur le feu eft en pleine ébulli-

tion. On voyoit alors fur fa furface, une quantité immenfe de
petits jets d'Eau qui formoient
une pluie très-fine & très-dé-
liée.

L'agitation de l'Eau de Pougues altérée, a été en général
plus forte & fes bulles d'air ont
été plus confidérables que dans
l'eau de la Seine; mais il n'y a
que l'eau inaltérée, qui ait pris le
mouvement rapide & continu d'u-
ne eau qui bout à grands bouil-
lons. Elle a exigé d'ailleurs bien
des coups de pifton de plus que
les deux autres, pour être épuifée
d'air. Cette eau inaltérée, a perdu
dans cette expérience, fa faveur
vive & piquante, encore plus que
par la fecouffe. Elle avoit auffi un
goût plus fade & plus défagréa-
ble, ce qui pouvoit provenir de
l'odeur des cuirs fur lefquels fe
pofe le récipient.

Ve. Exp. J'ai mis une pinte

d'Eau minérale dans une cucurbite d'une seule piece ; ayant bouché bien exactement le bec du
chapiteau, j'ai versé dans la rigole & par la tubulure, du syrop de
violettes, en le faisant couler le
long des parois du verre, sans en
laisser tomber dans la cucurbite ;
puis fermé la tubulure d'un bouchon de liege bien sain, à travers lequel passoit la branche
d'un petit syphon de verre courbé, a angles droits, ayant un
globe dans celle qui doit rester
horisontale, & dans son globe,
on avoit encore injecté du syrop
de violettes de maniere qu'il ne
pouvoit pas en tomber dans la cucurbite ; & afin de ne rien perdre
de la matiere expansible de l'Eau
minérale par les jointures du bouchon, il étoit, ainsi que la branche du syphon, garni de lut gras.

Cette cucurbite ainsi préparée,
a été posée sur du sable seulement

chaud, & plusieurs minutes avant que l'eau pût, à l'aide de la chaleur, s'élever en vapeurs ; on y appercevoit un mouvement & une agitation des bulles d'air qui partoient du fonds de l'eau ; on sentoit en même-tems un soufle qui s'échappoit par le syphon, dont le tuyau étoit fort étroit ; mais il n'avoit pas d'autre issue. Si on le restraignoit pendant quelques minutes, en appliquant le doigt sur l'orifice du tuyau ; il sortoit alors avec siflement, dès qu'on lâchoit le doigt. Ce soufle reçu sur l'œil, n'y causoit point de sensation douloureuse ; il ne portoit avec lui, aucune odeur, & le syrop de violette par - dessus lequel il étoit forcé de passer, n'étoit pas altéré dans sa couleur. Après avoir tenu pendant une vingtaine de minutes, la cucurbite à une chaleur si douce, qu'elle n'avoit pas élevé assez d'eau

pour mouiller la rigole, je l'ais
augmentée seulement pour faire
passer environ une cuillerée d'eau
distillée sur le syrop retenu dans
le bec du chapiteau ; dissout &
étendu dans cette eau distillée de
l'Eau minérale, il y est resté plusieurs jours sans avoir subi la
moindre altération dans sa couleur.

VIe. Exp. Sur le même appareil & avec une pinte d'Eau minérale, j'ai tenté une seconde expérience. Après avoir introduit
dans le bec du chapiteau & dans
la rigole, en place du syrop de
violette, de la noix de Galles
nouvellement pulvérisée & avoir
injecté dans le globe du syphon,
de la teinture de noix de Galles
faite dans l'eau commune distillée ; j'ai ensuite procédé comme
dans l'expérience précédente. La
teinture de noix de Galles & la
noix de Galles pulvérisée, sont

restées plusieurs jours en infusion dans la cucurbite ; après quoi l'Eau minérale distillée sur la noix de Galles , n'a donné qu'une teinture semblable à celle qui avoit été faite dans l'eau distillée ordinaire , & la teinture qui étoit dans le globe du syphon , en est sortie telle qu'on l'y avoit mise.

VIIe. Exp. L'Eau minérale distillée sans addition de matieres étrangeres, dans la même cucurbite , après avoir été essayée de toutes les manieres , m'a parue tout-à-fait semblable à l'eau distillée ordinaire ; elle conserve seulement au goût , quelque chose de sa saveur marécageuse.

Les Expériences Ire , IIIeme , Veme & VIIeme , ne me permettent pas d'admettre aucune substance sulphureuse , inhérente à l'Eau minérale , & toutes s'accordent à y démontrer un seul

principe actif, volatil , &c. qui n
est l'air.

La sixieme Expérience exclut n
de cette Eau minérale, la présen-
ce de tout mars volatil, ou vitriol martial volatil, dont parlent n
Hoffman & Shaw. Mon appareil l.
avec le Syphon , a été imaginé è.
pour faire passer sur le syrop de s.
violette & sur la noix de Galles, c
cette matiere élastique, expansible de l'Eau minérale , désignée c.
par le nom d'esprit minéral, à n
nud & sans être chargée de vapeurs r.
humides; d'après ces deux expériences & même d'après toutes c
celles qui viennent d'être détail-
lées, ne pourroit-on pas pronon-
cer affirmativement *sur la non
existence* de ce prétendu esprit
minéral ?

On a vû, dans la premiere Expérience, qu'après avoir secoué
l'Eau minérale, il arrive la même
chose qu'à l'ouverture d'une bou-

teille de vin mouſſeux. L'effet
doit en être d'autant plus reſſem-
blant, que la cauſe en eſt la même ; car le phénomene des vins
mouſſeux, qui fait ſauter le bouchon, n'eſt que le jeu de l'air,
non de celui qui leur eſt propre,
en leur qualité de liquide, ainſi
qu'à tous les vins en général ;
mais de l'air ſurabondant, forcé
de contracter union avec le vin
qu'on a intention de rendre mouſſeux. On ſçait qu'on peut en faire
qui ait cette qualité, dans tous les
pays qui produiſent du vin, &
qu'elle ne dépend ni du crû, ni
du terroir, mais entierement d'un
tour de main.

Lorſque par cette manœuvre
de la ſecouſſe, on a privé l'Eau
minérale de ſon air ſurabondant,
elle a perdu en même-tems ſa
ſaveur vive & piquante & n'a plus
qu'un goût fade & plat ; le vin
mouſſeux, laiſſé en vuidange du

jour au lendemain , ou secoué
comme l'Eau minérale pour lui
faire perdre son air surabondant,
perd aussi en même-tems cette saveur vive , ce goût petillant qui
fait tout son mérite & il n'est plus
alors qu'un petit vin fort plat. .
Car c'est à l'air seul que les vins
mousseux & les eaux aérées doivent leur saveur piquante ou le
gratter. Personne n'ignore que les
vins mousseux sont , en général,
moins spiritueux que les non-
mousseux. « Il n'est pas difficile de
» concevoir , dit M. Venel ,
» comment une particule d'air
» peut, en se dégageant & déve-
» loppant son ressort, appliquer
» fortement à l'organe un corpus-
» cule sapide , & exciter cette sa-
» veur vive & piquante ».

J'ai déja fait observer que l'Eau
minérale de Pougues, exposée à
l'air libre dans un vaisseau ouvert, perdoit aussi très-facilement

son air surabondant ; c'est d'après la légere adhérence de cette portion de l'air, que M. Vrencl regarde sa façon d'être dans une Eau minérale, autre que celle de l'air contenu dans l'eau commune : son opinion est fondée sur l'insuffisance de certains moyens, comme celui de la secousse, qui enlevent aux eaux aérées, cet air surabondant, sans causer aucun dérangement sur celui qu'elles contiennent comme eau. Il dit que l'air surabondant est uni & dissout dans l'Eau minérale, combiné dans le sens qu'on l'entend en chymie, selon la doctrine de Becher & de Stahl ; mais que cette union, quoique réelle, est cependant très-légere. « Il faut donc, dit-il, regarder l'air comme réellement soluble dans l'eau ; mais comme soluble aux conditions le moins favorables. Il faut le considérer comme

» ayant plus de rapport avec lui-
» même qu'avec fon menſtrue ;
» d'où il ſuit que ce menſtrue ne
» rompra jamais ſon aggrégation
» pour le recevoir naturellement.
» La rupture de cette aggrégation
» eſt cependant une condition né-
» ceſſaire ; on eſt donc obligé de
» l'opérer préalablement , ſi on
» veut obtenir cette diſſolution
» de l'air ». Le moyen qui a réuſſi
à M. Venel (a), c'eſt de préſen-
ter au menſtrue le corps à diſſoudre déja tout diviſé , & il le trouve tel dans les efferveſcences. On
peut dire qu'à ce ſujet, il a de-
vancé les vues de M. Macbride.
Il admet enſuite, d'après pluſieurs expériences très-curieuſes,
la poſſibilité de cette union & diſſolution de l'air dans l'eau, en
diſant que dans l'état de diſſolution, il a perdu ſa fluidité, ſon

(a) Et qui pourroit bien être celui que la
nature employe.

ressort ou sa dilatabilité spécifique ; que Mariote & Boerhaave n'ont point eu raison de considérer comme des propriétés essentielles à l'air (*b*) ; mais cette difficulté cesse, si on accorde que l'air n'est pas essentiellement élastique (*c*), & que dissous dans l'eau il ne l'est ni peut l'être ; que l'élasticité ne peut exister que dans l'air en masse, & qu'elle n'est nullement une propriété essentielle de ses parties les plus simples, isolées & combinées. Ceci posé, on peut considérer l'air en disso-

(*b*) *Voyez* la Préface de la Statique des Végétaux de Hales, où il est dit que tous les corps contiennent une grande quantité d'air ; que cet air est souvent dans ces corps dans un état de fixité, où il attire aussi puissamment qu'il repousse dans son état d'élasticité ; & que c'est par cette propriété amphibie de l'air, que se font les principales opérations de la nature. *Voyez pag.* 183, 266 *& suivantes.*

(*c*) *Voyez* les Essais d'expériences sur la fermentation des mélanges alimentaires de M. Macbride, &c. chez Cavelier.

[52]

lution, comme divifé en parties
extrêmement déliées & parfaitement folides, combinées une à
une avec les parties de l'eau, &
conftituant un nouveau corps,
un mixte auffi facilement conçu
que toute autre combinaifon d'un
corps quelconque, avec tel menf-
true qu'on voudra (a). M. Venel
ne s'en tient pas à difcuter la théorie de fon fyftême, il l'appuie par
des faits, il imite par art l'eau de
Selts elle-même. Cette eau aérée
artificiellement, a le piquant &
le gratter des eaux de Selts ; fi on
lui enleve fon air furabondant,
elle devient fade & plate comme
l'Eau de Selts qui a fubi la même
opération. Il a employé, pour
compofer cette eau aérée , de

(a) Neuman a dit auffi , en parlant de l'air
contenu dans l'eau, qu'il falloit le regarder
comme diffous , à la maniere des fels ou de
toute autre fubftance foluble dans l'eau. *Edit.
allemande publiée par H. Keffel ,* en 1749 ,
part. I. chap. 2 , pag. 213.

l'eau ordinaire, de l'alkali minéral, de l'acide marin, & c'eſt l'efferveſcence de ces deux matieres
ſalines, qni combine l'air dans
l'eau.

EXPÉRIENCES

Par le moyen de l'Evaporation.

CHAPITRE III.

APRÈS avoir eſſayé de déterminer quel eſt le principe volatil
contenu dans les Eaux minérales
de Pougues, il faut préſentement
faire la recherche de ſubſtances
plus fixes, que la nature leur fournit continuellement dans le trajet
qu'elles parcourent dans les entrailles de la terre, en ſe filtrant à
travers différens matériaux qui
participent ſouvent des trois re-

gnes; mais dans lefquels le minéral, furtout, eſt le dominant (*a*).

Comme je crois avoir démontré que l'élément de l'air fait partie conſtituante de ces eaux, lorſque j'en aurai fait de même des
autres ſubſtances que j'y ai an-
noncées, ne pourra-t-on pas dire
que tous les élémens dans les différens regnes de la nature, ont
plus ou moins concouru à la mixtion naturelle de ces Eaux minérales?

La premiere & la plus ſimple
de toutes mes Expériences, eſt
une de celles dont j'ai déja parlé
dans l'examen préliminaire, &
qui eſt l'évaporation inſenſible de
quelques onces d'Eau minérale.

J'ai enſuite employé dans les

(*a*) C'eſt cependant dans les Eaux de Pougues le regne animal qui leur fournit le plus,
ſi la terre abſorbante eſt conſidérée comme
terre animale.

mêmes vues, la chaleur du bain-
marie à différens dégrés, pouſſés
juſqu'à faire bouillir l'eau du
bain.

Je me ſuis ſervi auſſi de l'évaporation à feu nud, que j'ai varié
juſques près de l'ébullition ; j'ai
même été juſqu'à faire bouillir
l'Eau minérale.

Ces différens dégrés de chaleur
adminiſtrés avec attention, &
chacun ſéparément, ſur huit onces d'Eau minérale, ont donné
conſtamment les mêmes réſultats
& en même quantité. Cependant
pour éviter tout reproche dans
ma maniere de procéder, je n'ai
ſtatué dans mon analyſe, que ſur
l'évaporation de l'eau faite au
bain-marie.

La premiere, qui eſt l'évaporation inſenſible, ne peut être employée qu'en petit ; car huit onces
d'eau ſont de cette maniere pluſieurs ſemaines à s'évaporer en to-

talité , & cela eſt ſujet à bien des inconvéniens. La ſeconde, par le bain-marie même bouillant , laiſſe encore, malgré toutes les précautions qu'on peut prendre , l'eau expoſée trop long-tems à la pouſſiere toujours voltigeante dans l'air, ſurtout dans les laboratoires. Mais pour remédier le moins mal poſſible à cet accident, qui introduit des corps étrangers dans les réſultats des évaporations ; j'ai premierement fait d'un endroit particulier , un laboratoire qui ne ſervoit qu'aux opérations relatives à mon objet.

Secondement , je n'évaporois à la fois que deux livres d'Eau minérale dans chaque vaiſſeau de verre, & j'en avois quatre dans le même bain. Ces vaiſſeaux étoient d'une très-large ouverture & peu profonds ; l'eau étoit préliminairement filtrée à travers le papier Joſeph , car elle contient toujours

[57]

quelques impuretés, & auſſi une
terre martiale ou ochre, qui a déja
fait divorce d'avec l'eau ou qui en
eſt peut-être ſimplement charriée
dans les entrailles de la terre,
ſans y avoir jamais été en diſſolution.

Lorſque les deux livres d'Eau
minérale étoient évaporées à la
réſidence d'environ une once de
liquide, qui eſt le terme où tout
le principe terreux, qui paroît
ſous forme de pellicule, en eſt
tout-à-fait ſéparé & précipité;
je verſois par inclination la liqueur & remettois enſuite l'éva-
poratoire quelques minutes ſur le
bain marie; le précipité ſe ſé-
choit, je le tirois dehors pour le
conſerver dans un bocal de verre
que l'on avoit ſoin de boucher.

L'évaporation étoit continuée
par deux autres livres d'eau &
ainſi de ſuite, en mêlant toujours
enſemble les liqueurs rapprochées

& les réfidus fecs, d'autre part. .
Après en avoir évaporé foixante
& douze livres, filtré les liqueurs
rapprochées, lavé les précipités
terreux avec de l'eau diftillée, jufqu'à ce qu'elle en foit fortie infipide, j'ai continué l'évaporation
& par ce moyen obtenu une once
trois gros de matiere faline, jaune, graffe au toucher, âcre fur la
langue, & dans laquelle on dé-
mêloit la faveur du fel marin,
quoiqu'elle fût fenfiblement alkaline.

Ce fel diffout dans quelques
onces d'eau diftillée & la diffolution filtrée, je l'ai mis évaporer
dans un vaiffeau de verre, à la
chaleur du bain-marie. Dès l'inftant où la pellicule faline s'eft
formée à la furface de la liqueur,
je l'ai mife à cryftallifer dans un
lieu frais. Vingt - quatre jours
après, j'ai filtré de nouveau la liqueur reftante, évaporé & mis à

Cryſtalliſer ; & ainſi de ſuite, les
onze gros de ſel ont été diſtribués
en ſix évaporations & cryſtalliſations. Après chaque cryſtalliſation, la liqueur étoit toujours filtrée à travers le même filtre. Il ne
s'eſt dépoſé dans toutes ces filtra-
tions, que douze grains de terre
abſorbante.

Ces onze gros de ſel n'ont pas
donné, pour ainſi dire, d'eau
mere ; la derniere cryſtalliſation a
ſeulement été plus chargée en
couleur, comme il arrive à tous
les ſels neutres ; mais la plus grande partie de ſes cryſtaux a été des
cubes, & ſingulierement le dernier, qui s'eſt formé dans les ſix
dernieres gouttes de liqueur, qui
enſuite a refuſé de cryſtalliſer ;
l'évaporation continuée l'a raſſemblée en une petite maſſe ſaline informe, qui attiroit un peu
l'humidité de l'air & étoit ſenſiblement alkaline.

C vj

Quoiqu'il y ait dans cette matiere faline , beaucoup de fel marin ; la configuration des cryftaux
de foude a cependant toujours
prévalu , & il n'y a que la derniere cryftallifation qui ait fourni des
cryftaux cubiques.

[Toutes les Expériences qui
ont rapport à l'évaporation , répétées à la fource des Eaux de
Pougues en Juillet 1768 , ont eu
les mêmes fuccès qu'à Paris. Mais
il m'eft arrivé qu'ayant pouffé au
feu la deffication du fel un peu
fortement , la matiere graffe que
j'y ai reconnue , a été en partie
brûlée & réduite en charbon. J'ai
pour lors obtenu de cette maffe
faline diffoute dans de l'eau diftillée , filtrée , &c. un fel conftamment plus pur , plus blanc ,
& des criftallifations plus diftinc-
tement figurées. Une portion de
ce fel defféché , traitée à feu nud

dans une cornue de verre , &
pouſſée juſqu'à la fuſion, a criblé
le fond de la cornue , avec laquelle une partie du ſel a fait
corps. Les dernieres gouttes qui ,
pendant la diſtillation , ont paſſé
dans le récipient , étoient légerement acides. Le ſel réſultant
de cette opération étoit par parties rougeâtre , ainſi que M. Duclos , dans le livre déja cité , dit
l'avoir retiré du creuſet où il en
fit fondre.]

On a donné aux Eaux Miné-
rales de Pougues , la qualité de
ſulphureuſes. Cette aſſertion n'eſt
qu'un problême que j'ai crû devoir éclaircir & réſoudre par des
expériences. A celles qui ſont
déja faites à ce ſujet , j'ajouterai
encore celle-ci.

J'ai imbibé d'alkali fixe un
linge que l'on expoſoit ſur la va-
peur de l'Eau Minérale à chaque

nouvelle évaporation , le tems néceſſaire pour l'exaltation de ſes principes les plus ſubtils. J'ai enſuite lavé ce linge dans de l'Eau diſtillée, & filtré cette Eau ſalée. En verſant deſſus de l'acide vitriolique, elle n'a donné aucun indice d'acide ſulphureux volatil, qui ſe ſeroit immanquablement manifeſté à telle petite quantité qu'il auroit pu être combiné avec l'alkali fixe.

Il a déja été queſtion dans l'examen préliminaire , de l'agitation continuelle d'un principe volatil dans l'Eau Minérale, dès qu'on la laiſſoit à l'air libre. Comme tous les liquides ne ſont jamais expoſés en plein air ſans s'évaporer à tout inſtant , je me ſuis ſervi de ce moyen très - ſimple pour obſerver ce qui ſe paſſe dans l'Eau Minérale, à meſure qu'elle ſe diſſipe par l'évaporation inſenſible. La pellicule qui ſe forme

à la furface de l'Eau Minérale
de la même maniere que celle de
l'Eau de chaux, eft auffi la même
matiere, c'eft-à-dire, une terre
abforbante affez pure (a) qui eft
foluble dans tous les acides &
produit avec eux les mêmes fels
neutres que la pellicule ramaffée
fur l'Eau de chaux. La pellicule
de ces Eaux eft un vrai fpath calcaire cryftallifé, ainfi que celle
de la chaux. (*Voyez* Effais de
Chymie fur la chaux vive, la matiere élaftique & électrique, &c.
traduit de l'Allemand de Mr.
Meyer, Apoticaire à Ofnabruk,
par Mr. Dreux, chez Cavelier).
Si par l'évaporation infenfible,
on a la conftance de laiffer évaporer la moitié d'une quantité
donnée d'Eau Minérale, la plus
grande partie de la matiere terreufe qu'elle contient s'en fépare

---

(*a*) La terre abforbante entraîne cependant
toujours avec elle la terre martiale.

fous forme de pellicule & fe dépofe fur les parois du verre (*b*).

Si on met la quantité d'Eau
reftante à évaporer fur le feu après
l'avoir filtrée, il s'en fépare encore une petite quantité de terre
abforbante plus légère que la premiere & nageante en petits flocons. Quand il ne refte plus que
très-peu d'Eau, elle prend alors
une couleur citrine, elle renvoie
une odeur de leffive, de la matiere faline qu'elle tient feule en
diffolution.

Si cette évaporation de l'Eau
Minérale fe fait à la chaleur du
bain-marie bouillant, tout ce que
j'ai fait obferver de la matiere fub-

(*b*) Ce dépôt qui fe fait toujours à proportion de l'évaporation, n'eft jamais dans l'eau,
à moins que la pellicule ne fe brife & ne tombe
au fond : on le voit en plus grande partie fur
les parois du verre, où il fait cercle, à partir
du point où l'eau a commencé à s'évaporer : on
y apperçoit auffi quelques petits criftaux en aiguilles très-déliées, d'une matiere faline très-
diftincte à l'œil & fenfible au goût.

tile & de cette pellicule terreuſe
s'y paſſe d'une maniere plus ſenſible ; l'agitation du principe volatil eſt beaucoup plus vive , les
bulles qui s'échappent de l'Eau
ſont plus volumineuſes & plus
rapides, la pellicule ſe forme plus
vîte & plus épaiſſe, mais c'eſt toujours à la ſurface de l'Eau que
la matiere terreuſe commence à
ſe raſſembler.

Si on expoſe de l'Eau Minérale à feu nud dans un poêlon
d'argent, elle petille dès l'inſtant
qu'elle commence à s'échauffer ;
on apperçoit en même tems une
quantité immenſe de petits jets
à ſa ſurface, la pellicule terreuſe
qui paroît auſſitôt, eſt continuellement briſée & traverſée par des
bulles d'air qui ſont d'autant plus
conſidérables que la chaleur eſt
plus ſubitement appliquée ; &
l'Eau, ſeulement chauffée à pouvoir y tenir le doigt , a l'appa-

rence d'être en pleine ébullition.
A mesure que la pellicule se forme elle se précipite, & cet effet
a lieu jusqu'à ce que l'Eau ait déposé tout ce qu'elle contient de
matiere terreuse.

L'évaporation des Eaux Minérales de Pougues, même la plus
insensible, y opere le dérangement de trois de ses principes ;
son principe volatil qui reprend
son ressort & sa dilatabilité s'en
échappe pour rentrer dans l'atmosphere, tandis qu'en même
tems le principe terreux se rassemble visiblement à la surface, la
fuite de l'un entraîne nécessairement la séparation de l'autre.
Tout se passe encore ainsi dans
cette Eau Minérale, en la tenant
même dans une bouteille bien
bouchée, mais qui n'est pas exactement remplie ; à proportion de
l'intervalle qu'il y a du bouchon
à la surface du liquide, il se dé-

tache de l'Eau une quantité pro-
portionnée de son principe volatil qui, à l'ouverture de la bouteille fait explosion, comme cela
arrive à un restant de bouteille
de vin très-mousseux, & l'on apperçoit une pellicule terreuse sur
la surface de l'Eau. Si au contraire, après avoir rempli à la
source une bouteille d'Eau Minérale, vous la tenez bien exactement bouchée & que vous lais-
siez entre l'eau & le bouchon le
moins d'intervalle possible, tant
que le principe volatil ou l'air
surabondant ne fait pas divorce
d'avec l'Eau, elle conserve toute
sa transparence, sa saveur vive &
piquante, & n'abandonne rien
de son principe terreux. J'ai dit
que l'évaporation opéroit dans
ces Eaux le déplacement de trois
de leurs principes constituans,
parce que la terre calcaire entraîne toujours avec elle le fer

fous forme de terre jaune. J'ai eu
occafion de reconnoître le mêlange de ces deux terres dans plufieurs des expériences, par les
réactifs.

Comme cette Eau Minérale
abandonne fi aifément fa terre,
j'avois imaginé d'abord qu'elle y
étoit en diffolution à un point
de faturation fi jufte, que la
plus légère diffipation du fluide
aqueux y occafionnoit une efpece
de cryftallifation terreufe, de la
même maniere que les fels cryftallifent à proportion qu'ils man-
quent d'Eau de diffolution (*a*);
mais j'obfervois auffi que c'étoit
toujours à la furface de la liqueur
où fe faifoit cette cryftallifation,
& par fuite d'un mouvement in-
teftin produit par la diffipation

(*a*) L'eau de Chaux ordinaire, d'après les
expériences de M. Meyer, tient en diffolution
à peu près un quart de plus de terre calcaire,
que je n'en ai trouvé dans l'Eau de Pougues.

de l'air, que l'on voyoit diftinc-
tement s'élancer fous forme de
bulles hors de l'eau qui perdoit
en même tems fa tranfparence,
& je remarquois que ce défaut
de tranfparence annonçoit la réunion des parties intégrantes de la
terre, lefquelles commençant
auffi à ceffer d'y être en diffolution dès l'inftant où l'eau devenoit agitée de bulles, fe rejoi-
gnoient & fe raffembloient en
maffes. D'après ce fait d'expérience
foigneufement obfervé, j'ai abandonné mon opinion fur la faturation du principe terreux dans
l'Eau Minérale, pour adopter
celle qui me fait attribuer à une
nouvelle combinaifon de l'air
qu'elle contient en furabondance,
la propriété de procurer aux parties ifolées de la terre abforbante
leur réunion & de lui donner
par-là l'infolubilité ; en fuppofant
toutefois que cet air ne jouit pas

de cette faculté tant qu'il reste
lui-même dans l'Eau , dans l'état
de diffolution qui lui donne la
fixité , par la raifon qu'y étant
combiné , il eft divifé dans fes
moindres parties : autrement cette
théorie ne pourroit s'accorder
avec ce que nous voyons tous les
jours , que la nature nous préfente cette Eau Minérale tenant
enfemble ces deux principes dans
un état de diffolution parfaite ,
fans que l'un nuife à l'autre. On
les y conferve même dans cet état
tant que l'on préferve l'Eau Minérale du contact de l'air extérieur & du mouvement qu'y excite l'évaporation (*a*). Il réfulte
donc de ce que j'établis fur cette

(*a*) Le meilleur moyen de garantir une Eau
Minérale aérée du mouvement intérieur qui oc-
cafionne le dérangement des différens principes
qui la compofent, feroit fans doute de la tenir
continuellement dans le degré de froid où elle
fe trouve dans les entrailles de la terre. *Voyez*
Examen Préliminaire , pag. 3.

action de l'air surabondant, que dans l'état de combinaison & de dissolution dans l'Eau Minérale étant privé de mouvement, il ne peut exercer son action sur le principe terreux , tant que cet état d'inertie subsiste dans le liquide : & qu'il est de toute nécessité que d'une maniere ou d'une autre , cet état de combinaison avec l'eau soit préalablement rompu , pour que l'air alors en liberté puisse former une combinaison nouvelle avec la terre calcaire qui l'absorbe & le fixe de nouveau , dans l'instant que traversant sous forme de bulles , le liquide , il passe de l'état fixe à celui d'élastique. Voici comment j'établis la théorie de ce fait : la dissolution de l'air surabondant dans l'Eau Minérale, suppose nécessairement la rupture de l'aggrégation de ses parties , sans quoi il n'y auroit pas de combi-

naiſon ; mais dès l'inſtant où le
mouvement excité dans l'Eau
Minérale par le rétabliſſement
de l'aggrégation de ces mêmes
parties , lui rend ſon état de reſſort & de dilatabilité , il rencontre dans ſon paſſage la terre abſorbante que le Docteur Black ,
dans ſes expériences ſur la ma-
gnéſie , regarde comme la ſubſtance connue qui a la plus forte
affinité avec l'air ; cette terre
prend de cet air ce qu'elle peut
en abſorber , l'enchaîne de nouveau en lui rendant ſur le champ
ſon état de fixité , & de cette
combinaiſon nouvelle , il en réſulte auſſi l'inſolubilité de la terre
qui étoit en diſſolution dans l'eau
parce qu'elle manquoit d'air fixe ,
car cet air fixe eſt conſidéré comme le principe cimentant qui rend
les corps indiſſolubles. *Voyez* ,
Expérience premiere ſur l'Eau
de chaux , cinquiéme Eſſai du
Livre

Livre cité de Mr. Macbride & la Statique des végétaux de Mr. Hales, où l'on trouve une infinité d'exemples de la grande quantité d'air que les mélanges, dans les trois regnes , peuvent ou produire ou abforber, ou alternativement produire & abforber felon leurs différentes natures.

Je fens bien qu'on peut objecter contre cette théorie qu'il n'eft pas vraifemblable de voir ces deux principes, l'air & la terre abforbante, fe conferver tranquillement & très-longtems en diffolution, tous deux, dans le même liquide , & qu'enfuite l'un des deux ait fur le champ une action auffi déterminée fur l'autre. Je croi pouvoir répondre à cette objection 1°. qu'il faut confidérer la plus grande partie de l'air dans ces Eaux Minérales , comme ayant la faculté de paffer fur le

champ de l'état de fixité à celui
d'élafticité & de dilatabilité. On
le confiderera, fi on veut, comme fimplement difféminé & in-
terpofé entre les parties intégrantes de l'eau, n'y adhérant point
du tout ou foiblement : cela eft
égal ; au moins eft-il conftant
que ces deux états de l'air furabondant, fi diamétralement oppofés, fubfiftent dans l'Eau Minérale l'un après l'autre, & que
le paffage de l'un à l'autre dépend de circonftances tout-à-fait
connues dont nous fommes même, jufqu'à un certain point les
maîtres ; car il eft prouvé qu'une
eau aérée, c'eft-à-dire, qui tient
de l'air en furabondance confervée dans une bouteille bien bouchée, y refte tranquille & fans
mouvement, limpide & fans dépôt fenfible de terre abforbante ;
fi on débouche cette bouteille &
qu'on l'agite, cette eau lâche des

l'air à la maniere des vins mouf-
feux , & on y apperçoit fur le
champ le jeu d'une matiere fub-
tïle que l'on ne peut méconnoître
pour de l'air, puifqu'elle s'élance
hors de l'eau fous forme de bulles , & il s'enfuit une précipitation de la terre abforbante. Il eft
donc certain que la terre abforbante refte en diffolution dans
l'Eau Minérale tant que l'air furabondant n'y jouit pas de fes
propriétés élaftiques , & qu'elle
ne fait divorce d'avec l'eau qu'à
compter de l'inftant où cet air
commence à rompre fa prifon
pour recouvrer fa liberté.

2°. Il peut fe faire que l'eau,
comme intermédiaire , détruife
l'affinité de la terre calcaire avec
l'air , en ne permettant pas le
contact immédiat d'une molécule d'air à une molécule de terre
abforbante. D'ailleurs , j'ai déja
dit qu'une partie intégrante d'air

ifolée & en diffolution dans l'eau
n'a ni ne peut avoir d'action fur
une molécule pareillement ifolée
de terre abforbante , & qu'il eft
abfolument néceffaire pour que
cette action ait lieu , que cet air
perde fon état de fixité pour fe
revêtir au contraire de celui de
reffort & de dilatabilité; & c'eft ce
que je comprends pouvoir s'opérer ainfi dans l'eau minérale. Une
partie intégrante d'air furabondant , par un mouvement intérieur de l'eau produit par telle
caufe que ce puiffe être , trouve
à s'unir à une autre partie femblable d'air ; voilà de l'air en
maffe , qui reprend fur-le-champ
fon reffort & fa dilatabilité, dont
il ne jouiffoit pas tant qu'il étoit
réduit à des unités : il eft alors
en état de fe combiner avec une
fubftance propre à l'abforber ; &
l'alkali terreux qu'il rencontre
fur fon paffage , en traverfant la

masse d'eau minérale sous forme de bulles, est on ne peut pas plus propre à cette absorption.

Il résulte donc de ce que l'air de l'eau minérale passe de son état de fixité à celui d'élasticité, qu'il acquiert la faculté de se combiner avec l'alkali terreux, qui, par cette combinaison nouvelle, devient insoluble; & qu'une partie de cet air semble ne devenir de nouveau élastique, que pour l'instant nécessaire à opérer son échange de combinaison, qui le fait rentrer sur-le-champ dans cet état de fixité d'où il sortoit. Les expériences de Black prouvent aussi que la terre n'absorbe l'air qui la précipite, que quand celui-ci est en masse, comme il est toujours sur la surface des liqueurs.

On lit dans les Essais de Chimie de Meyer, une théorie différente de celle du Docteur Black.

Meyer attribue à son causticum,
ou *acidum pingue* volatil, la propriété que l'on connoît à la
chaux, d'être soluble dans l'eau ;
& il prétend qu'à mesure qu'elle
perd cet *acidum pingue*, elle fait
divorce d'avec l'eau, comme on
le voit dans la pellicule terreuse
qui se forme à sa surface. Le
Docteur Black dit que la chaux
& les terres absorbantes ne sont
solubles dans l'eau , qu'autant
qu'elles sont dépouillées de l'air
fixe dont je viens de parler ; &
que si on rétablit dans ces substances cet air fixe , elles deviennent sur-le-champ insolubles &
se précipitent. Le premier, qui
connoît les expériences du second , prétend qu'il se trompe
dans sa théorie. (*Voyez* Essais
de Chimie , pag. 105 & suivantes , tom. 1.) Mais comme dans
les Eaux de Pougues la terre calcaire qui y est en dissolution ,

quoiqu'elle s'y comporte comme dans l'eau de Chaux, ne donne aucun signe sensible de l'*acidum pingue*, ainsi que l'Eau Minérale elle-même, qui au contraire est très-chargée d'air. Le systême du Docteur Black m'a paru plus susceptible d'être adopté, pour essayer d'établir la théorie de la précipitation de la terre absorbante ou calcaire ; & je crois être le premier qui en ai fait l'application sur une eau Minérale qui est d'autant plus favorable à ce systême, qu'elle fournit par elle-même & sans addition d'aucune substance étrangere, tout ce qui est effectivement nécessaire à la réussite de l'expérience ; de maniere qu'elle contient en elle & les causes & les effets. Si le Docteur Black avoit connu la plus simple de mes expériences sur les eaux minérales aérées qui tiennent en dissolution une subsſtance terreuſe (je veux parler de l’évaporation inſenſible) je penſe qu’il en auroit tiré bon parti pour étayer ſon opinion , que Meyer a regardé comme oppoſée au ſyſtême de ſon *acidum pingue*. Mais l’erreur reprochée à Black par Meyer , ne cauſe ici aucune difficulté ; leurs ſentimens ſe concilient aiſément dans le point où ils ont rapport avec les expériences faites ſur les Eaux de Pougues , ou tout au moins n’y forment qu’une contradiction apparente. Meyer ſoutient que c’eſt la perte de ſon *cauſticum* volatil qui occaſionne la précipitation de la terre de la chaux , & on ne peut pas le lui refuſer. Black penſe au contraire , que c’eſt une nouvelle combinaiſon d’air avec cette terre , qui la rend ſuſceptible de précipitation : ce que Meyer n’a pas penſé , mais n’a pas pu infirmer ; du moins ſes expériences

ne détruisent-elles pas ce sentiment.

J'ai dit à l'article de l'évaporation , que les sels des Eaux
Minérales de Pougues étoient
un alkali minéral & un sel marin , & que la terre qui s'en
précipitoit étoit absorbante , &
toujours mélangée d'une très-
petite quantité de terre martiale.

Comme c'est d'après nos sens
que nous avons porté ce premier
jugement , nous allons voir si par
les réactifs nous trouverons dans
ces différens produits les carac-
teres propres aux substances que
nous y annonçons.

EXPÉRIENCES
PAR LES RÉACTIFS.

CHAPITRE IV.

Avec le Syrop de Violettes.

1°. QUATRE gros de syrop de violettes, ayant été dissouts dans quatre onces d'Eau minérale, la liqueur est restée bleue pendant quatre heures ou environ; on a ensuite commencé à appercevoir qu'elle verdissoit à sa surface. Une heure après, il y avoit environ deux lignes de la liqueur sensiblement verte; on voyoit ainsi par degrés la liqueur verte gagner, en s'enfonçant aux dépens de la bleue: au bout de cinq à six jours, on distinguoit encore quelques lignes de bleu au fond du verre.

2°. Quatre gros de fyrop de violettes, diſſouts dans quatre onces d'Eau minérale qui, après avoir été expoſée en plein air dans un vaiſſeau ouvert, avoit perdu par l'évaporation inſenſible, la moitié de ſon volume, & à la ſurface de laquelle il ne ſe raſſembloit plus de terre abſorbante, ont verdi ſur le champ.

3°. Quatre gros de fyrop de violettes diſſouts dans quatre onces d'Eau minérale, qui, après avoir été tenue pendant dix heures ſur le feu pour l'expérience de l'air, pag. 37, avoit été enſuite expoſée en plein air pendant vingt jours, dans un vaiſſeau très-ouvert, ou juſqu'à ce qu'il n'ait plus paru de terre abſorbante s'amaſſer à la ſurface, ont verdi ſur le champ.

4°. Quatre onces d'Eau minérale qui, par l'ébullition, avoient été réduites à une once séparées du dépôt de la terre absorbante & filtrées, ont verdi sur le champ le syrop de violettes.

5°. La terre absorbante précipitée de l'Eau minérale de la quatrième Expérience, lavée & purifiée de toute matiere saline, mêlée à une dissolution de syrop de violettes dans l'eau distillée, l'a verdie sur le champ.

6°. Le sel produit de l'évaporation de l'Eau minérale dissout dans de l'eau distillée, a verdi sur le champ le syrop de violettes.

Avec la noix de Galles.

1°. Quatre onces d'Eau minérale, ayant été mises en infusion avec deux gros de noix de Galles concassée, ont paru rester trois ou quatre jours dans le même état qu'une pareille teinture qui avoit été faite en même-tems dans de l'eau diftillée ; mais il s'eft formé enfuite à la furface de la liqueur, une pellicule d'abord très-fine, qui réfléchiffoit toutes fortes de couleurs, puis en prenant plus de confiftence, elle devenoit matte & d'un brun noir, ainfi que les parois du verre qui en étoient empreints, & la teinture étoit alors bien plus foncée en couleur que celle par l'eau diftillée, qui eft toujours reftée la même.

2°. Quatre onces d'Eau minérale, comme celle de la feconde Expérience du fyrop de violettes, ont donné de même une pellicule brune, mais moins foncée, & une teinture moins forte.

3°. Quatre onces d'Eau minérale, comme celle de la troifiême Expérience du fyrop de violettes, ont préfenté, à peu de chofe près, les mêmes phénomenes que la précédente.

4°. Quatre onces d'Eau minérale , après avoir bouilli quelques
inftans , ayant été filtrées & mi-
fes en infufion , ont donné une
pellicule d'un brun tirant fur le
noir.

5°. Une once d'Eau minérale
de la quatrieme Expérience du fyrop de violettes , étendue dans
trois onces d'eau diftillée , n'a
donné qu'une teinture femblable
à celle qui a été extraite de la
noix de Galles par l'eau diftillée
fimple.

6°. Quatre onces d'eau diftil-
léc , mêlées avec la terre abforbante précipitée de l'eau évaporée de la précédente expérience ,
ont donné une pellicule très-noire. Pour voir plus en grand l'effet
de cette Expérience , j'ai mêlé
trois gros de terre abforbante ,
lavée & dépouillée de toute matiere faline , dans quelques onces
d'eau diftillée & avec la noix de

[87]

Galles; ce mélange a fourni une
pellicule plus forte & plus noire
que celle des autres Expériences,
& elle s'y est montrée beaucoup
plus fréquemment.

7°. Une once d'eau distillée
avec un gros de noix de Galles
& quarante huit grains de la même terre absorbante, mais qui
avoit été précipitée du vinaigre
distillé, dans lequel elle avoit été
dissoute avec effervescence, n'a
point pris de couleur foncée, ni
donné de pellicule noire.

8°. Une once d'eau distillée
avec douze grains de sel marin de
l'eau minérale & quarante-huit
grains de noix de Galles, a pris
une couleur un peu plus foncée
que celle qni se fait sans addition
de matiere saline; mais elle n'a
donné ni iris, ni pellicule.

Avec différentes substances.

1°. La teinture de rhubarbe,

extraite par l'Eau minérale inaltérée, paroît à peine plus forte
que celle faite par l'eau diſtillée.

2°. La teinture de rhubarbe ou
d'un autre végétal quelconque,
extraite par l'Eau minérale rapprochée par l'évaporation, eſt plus
forte à raiſon des ſels de l'eau
dont l'action eſt alors développée, parce qu'ils ſont diſſouts
dans une moindre quantité de liquide.

3°. Le lait de vache, mêlé à
parties égales avec l'Eau minérale
inaltérée & gardé à froid pendant
vingt-quatre heures, n'a pas paru
s'altérer plus vîte qu'un pareil
mélange avec l'eau commune.

4°. Le lait bouilli avec l'Eau
minérale, ne paroît pas en être
altéré, ſi cette ébullition n'eſt
pas portée trop loin.

5°. Le lait eſt décompoſé &
coagulé par l'Eau minérale rapprochée par l'évaporation, com-

m me il le feroit par une eau commune qui tiendroit en diffolution
un fel alkali.

6°. Le fucre, les petits vins
blancs, furtout, mêlés enfemble, excitent dans cette eau inaltérée, une effervefcence qui lance
beaucoup d'air de la liqueur & le
vin prend dans ce mélange une
teinte légerement rouge.

7°. Tous les acides, en général, verfés fur l'Eau minérale
inaltérée, y excitent de même
que dans l'Expérience précédente, de l'effervefcence; mais avec
les acides minéraux, furtout, le
bouillonnement eft beaucoup plus
vif, & accompagné de fiflement;
la liqueur petille & jette à fa furface une immenfe quantité de bulles d'air qui élevent de l'eau à
trois ou quatre pouces hors du liquide, en une infinité de petits
jets imperceptibles. Cette efpece
d'effervefcence n'eft pas due à l'ef-

fet de l'union de l'acide avec une bafe, comme je l'expliquerai par la fuite; elle a une autre caufe dont nous devons la découverte à M. Venel.

8°. Tous les acides en général, verfés fur l'Eau minérale rapprochée par l'évaporation ou fur le réfidu falin provenant de l'évaporation à ficcité, y excitent une effervefcence toute différente de la précédente, en ce que l'acide s'unit ici à une bafe.

9°. Les mêmes acides diffolvent tous la terre abforbante de l'Eau minérale avec laquelle ils fe neutralifent.

10°. L'alkali fixe en *deliquium* à la quantité de quarante-huit grains pefant, verfé fur une livre d'Eau minérale inaltérée, en a précipité par flocons une terre blanche qui, lavée & féchée, pefoit douze grains; mais fi l'eau, par l'évaporation infenfible, ou à

la suite d'une évaporation faite sur
le feu, avoit déposé toute sa terre
abforbante, l'on n'obtient point
de précipité.

11°. L'alkali phlogiftiqué ou faturé de la matiere colorante du bleu de Pruffe, ne trouble point la tranfparence de l'Eau minérale inaltérée; mais fi on verfe de cet alkali fur une diffolution du fel formé de la terre abforbante, de l'Eau minérale, avec l'un des trois acides minéraux, on obtient fur-le-champ du bleu de Pruffe.

12°. L'alkali volatil précipite de l'eau minéral inaltérée, de même que l'alkali fixe & en même quantité, une terre abforbante foluble dans les acides.

12°. Le fel ammoniac trituré à froid dans de l'eau minérale inaltérée, n'en eft point décompofé; mais pour peu que l'on chauffe ce mélange, la décompofition a lieu, & l'alkali volatil fe fait fentir. Il eſt encore décompoſé, ſans le ſecours de la chaleur, par l'eau minérale rapprochée, ou par ſon ſel marin, ainſi que par la terre abſorbante, après qu'elle a été rougie au feu.

14°. La diſſolution d'argent par l'acide nitreux, verſée goutte à goutte ſur l'eau minérale, a troublé : il s'eſt formé ſur-le-champ des petits flocons blancs, qui, quelques heures après, ſe ſont précipités. Ce dépôt a pris à ſa ſurface une couleur violette, & la plus grande partie s'eſt en-ſuite colorée de même.

15°. La diſſolution du ſel de ſaturne s'eſt comportée avec l'eau minérale, de même que la diſſo-lution d'argent.

16°. La diſſolution du mer-cure par l'acide vitriolique, ex-cite une efferveſcence dans l'eau minérale inaltérée, dont la cauſe eſt la même que dans le mélange d'un acide pur quelconque avec cette eau , & le fel mercuriel n'en eſt point décompoſé. Mais l'eau minérale rapprochée par l'é-vaporation , décompoſe avec ef-fervefcence cette même diſſolu-tion mercurielle , en même tems que ſon ſel marin eſt auſſi dé-compoſé.

17°. La diſſolution du mercure par l'acide nitreux , verſée par gouttes ſur l'eau minérale inal-térée , paroît , au premier coup d'œil , être d'abord précipitée en flocons blancs , qui paſſent ſubi-tement à la couleur citrine. Le précipité qui vient enſuite , eſt plus coloré & plus peſant; mais ſi on continue à verſer de la diſ-ſolution de mercure , la liqueur reprend ſa tranſparence , & le précipité ſe rediſſout de nouveau. Il ſe montre & diſparoît ainſi à volonté , en verſant alternative-ment de l'eau minérale & de la

diſſolution mercurielle ; mais
avec l'eau minérale rapprochée,
le précipité mercuriel eſt conſ-
tant & toujours plus coloré. Si
on employe le ſel de l'eau minérale diſſout dans une petite
quantité d'eau diſtillée, le précipité eſt encore plus coloré.

18°. La diſſolution du mercure ſublimé corroſif dans de l'eau
diſtillée, louche très-foiblement
avec l'eau minérale inaltérée : on
apperçoit ſur-le-champ du mélange, à la ſurface de la liqueur
une pellicule très-fine, qui réflé-
chit toutes ſortes de couleurs :
quelques heures après, elle commence à devenir citrine ; & à
meſure que l'évaporation inſenſible ſe fait, les parois du verre
ſont empreints d'un léger dépôt
de même couleur, mais il ne ſe
précipite rien au fond du verre,
à moins que ce ne ſoit quelques
portions de la pellicule ; parce

que toute l'action de l'eau minérale fur cette diffolution mercurielle, fe paffe à la furface du
liquide. Si on brife cette pellicule, on la voit furnager en petites parcelles citrines & très-
brillantes ; il s'en reproduit une
autre, & ainfi de fuite, jufqu'à
ce que l'eau ne tienne prefque
plus de terre abforbante en diffolution. Si l'eau minérale eft
rapprochée par l'évaporation, il
fe fait fur-le-champ du mélange
un précipité mercuriel, couleur
de brique clair. Si on employe
le fel de l'eau diffout dans une
très-petite quantité d'eau diftillée, le précipité eft encore plus
chargé en couleur.

19º. La diffolution du vittiol
de mars eft précipitée par l'eau
minérale inaltérée en une ocre
jaune ; mais l'eau minérale rapprochée le précipite en bleu de
Pruffe.

20°. La diſſolution d'alun eſt décompoſée par l'eau minérale inaltérée & précipitée en blanc, de même que par l'eau minérale rapprochée par l'évaporation.

21°. Le ſel marin à baſe terreuſe , nommé improprement *huile de chaux* , n'a point été décompoſé par l'eau minérale inaltérée ; mais l'eau minérale rapprochée par l'évaporation , l'a décompoſé & a précipité ſa baſe terreuſe.

22°. L'eau de ſavon ſe trouble ſur-le-champ , de ſon mélange avec l'eau minérale inaltérée ; la liqueur devient épaiſſe & viſqueuſe , & fait au bout de quelques heures un dépôt conſidérable en flocons blancs ; mais l'eau minérale rapprochée diſſout parfaitement le ſavon.

REMARQUES

REMARQUES

Sur les Expériences tentées par les Réactifs.

EXPLICATIONS

Des Expériences fur la couleur bleue des Végétaux.

LE firop de violettes, qui dans la premiere expérience n'a fouffert d'altération dans fa couleur qu'après quatre heures d'infufion & par dégrés à partir de la furface de la liqueur, ne m'a pas paru devoir cet effet à l'alkali minéral qui auroit verdi toute la maffe du liquide à la fois ; mais j'aurai fouvent occafion de faire remarquer que cet alkali ne jouit, pour

E

ainſi dire , d'aucunes de ſes propriétés dans l'Eau Minérale inaltérée dont il eſt abſolument néceſſaire de diminuer le volume
par l'évaporation , pour pouvoir
y reconnoître ſa préſence ; autrement il ſe trouve comme noyé &
perdu dans l'état naturel de cette
eau ; les acides mêmes les plus
concentrés n'ont alors aucune
action ſur lui , & d'autres moyens
indiqués comme pierre de tou-
che , pour découvrir dans un liquide quelconque cette matiere
ſaline , n'ont pas mieux réuſſi.
Je ſuis cependant en état de démontrer l'exiſtence de l'alkali minéral dans ces eaux , & je puis
même aſſurer que des ſix expériences dans leſquelles le ſirop
de violette a verdi , il y en a quatre qui lui doivent cet effet du
changement de couleur ; mais au
contraire , dans la premiere expérience , c'eſt à la terre abſor-

bante qu'il faut l'attribuer ; &
voici fur quoi j'appuie mon opinion, fondé fur ce que j'ai conftamment obfervé dans l'eau minérale qui s'évapore. J'ai dit qu'elle
n'eft pas plutôt expofée en plein
air que fa furface devient terne
& comme fabloneufe, qu'elle fe
couvre en peu de tems d'une pellicule tout-à-fait femblable à celle
de l'eau de chaux, & dont les
propriétés font les mèmes, comme par exemple, de verdir la couleur bleue des végétaux, *voyez*
l'expérience cinquieme, qui en
fournit une preuve inconteftable
ble (*a*). Je viens de dire d'ailleurs
que l'alkali minéral dans l'Eau
de Pougues inaltérée y étoit fans
action, je n'y connois donc plus
d'autre caufe du changement de

(*a*) La terre obtenue de l'eau minérale &
raffemblée à fa furface par l'évaporation infenfible, eft abfolument la même que celle qui
s'en précipite, lorfqu'on l'évapore fur le feu.

couleur , que cette terre abforbante qui fe raffemble vifiblement
à la furface de la liqueur , & c'eft
effectivement là où la teinture
bleue commence à verdir. Mais
dans les quatre autres expériences fur l'Eau Minérale rapprochée par l'évaporation , elle verdit fur le champ le firop de violette ; furquoi il faut obferver que
comme c'eft ici l'alkali minéral
qui , refferré dans un moindre
volume de liqueur , réagit fur
cette teinture , le changement
de couleur fe diftribue également
par toute la liqueur.

Je fuis d'autant plus fondé à
ne point attribuer à la terre abforbante l'altération de la couleur dans ces quatre expériences , que plus l'Eau Minérale a
perdu de fon volume par l'évaporation , moins elle retient de
terre abforbante , & plus cependant le changement de couleur

eſt rapide ; de façon que dans le
ſel produit de l'évaporation en-
tiere de l'Eau Minérale il n'y a
plus de terre abſorbante , lorſque
par des diſſolutions dans l'eau
diſtillée & des cryſtalliſations répétées , ſe ſel a été purifié de
toute matiere qui n'eſt pas ſaline
proprement dite. Il eſt donc très-
évident que dans ces quatre expériences , cette puiſſance de
réaction dont l'Eau Minérale eſt
d'autant plus éloignée qu'elle eſt
dans ſon état naturel , ne peut
provenir que des ſels , & quoique dans les différens états où
je l'ai employée , elle ait produit
le même réſultat & qu'il ne pa-
roiſſe y avoir de différence que
dans la maniere plus ou moins
prompte de l'obtenir , je ſuis cependant perſuadé que dans la
premiere expérience & dans la
cinquiême c'eſt la terre abſorbante , & dans les autres c'eſt l'al-

E iij

kali minéral qui réagit fur la
couleur bleue des végétaux. Voici
une répétition de la premiere expérience que je juge démonſtra-
tive & concluante en faveur de
mon opinion.

Une once de ſirop de violettes,
après avoir été diſſoute dans ſix
onces d'Eau Minérale inaltérée,
fut diſtribuée en deux phioles
dont le diametre de l'ouverture
du goulot étoit de cinq à ſix lignes. On en boucha une très-
exactement & l'autre reſta débouchée. La couleur dans la phiole
débouchée étoit verte dans le
goulot au bout de vingt-ſept heures , & elle ſe conſerva au contraire toujours bleue dans l'autre.
On a vu a l'article de l'évaporation de l'Eau Minérale, qu'elle
ſe tenoit conſtamment claire &
limpide dans des bouteilles bien
bouchées & pleines , ſans ſouffrir
aucune altération dans ſes prin-

cipes, & qu'au contraire plufieurs de ces mêmes principes s'en féparoient fenfiblement dès qu'elle étoit expofée à l'air libre ou feulement dans une bouteille en vuidange, & notamment la terre abforbante qui, à mefure que l'air principe conftituant des eaux s'en échappoit, venoit fe raffembler à la furface en petites maffes très-vifibles. Dans la premiere expérience qui a été faite dans un verre ordinaire, dont le diametre étoit d'environ deux pouces à la furface de la liqueur, la couleur bleue a été vifiblement altérée en quatre heures, tandis qu'il en a fallu vingt-fept pour la même expérience répétée dans la phiole, dont le diametre de l'ouverture n'étoit que de cinq à fix lignes au plus, par la raifon que l'évaporation la plus confidérable a raffemblé beaucoup plus vîte à la furface de l'eau des petites maſſes de terre abſorbante, qui nageantes ſur la liqueur bleue, lui ont fait éprouver beaucoup plus promptement leur réaction.

La teinture bleue n'a ſouffert au contraire aucune altération dans la phiole bouchée, où il ne s'eſt point fait d'évaporation de l'Eau Minérale & conſéquemment point de diſſipation de ſon air ſurabondant; c'eſt pourquoi la terre abſorbante dont l'action ſur la teinture bleue des végétaux n'a lieu qu'autant qu'elle eſt en maſſe, s'étant ſoutenue en parties iſolées & en diſſolution telle que la nature nous la préſente dans l'Eau Minérale, il n'y a point eu de réaction ſur la couleur.

Sur la noix de Galle.

L'infuſion de noix de galle que l'Eau Minérale colore en rouge brun ou approchant, cette pellicule qui commence par réflé-

chir toutes sortes de couleurs &
qui prenant plus de consistence
devient rouge noir ensuite, sont
une démonstration de l'existence
du fer dans cette eau, quoique
ces effets de réaction soient cinq
à six jours & même plus à se ma-
nifester (a).

Les expériences sur les portions d'Eau Minérale qui avoient
déposé presque toute leur terre
absorbante, soit par une évaporation insensible de vingt-cinq
jours & même d'un mois, soit
par la chaleur poussée jusqu'à l'é-
bullition, légerement cependant,
prouvent que le fer n'y est pas
sous forme de vitriol de mars volatil, dont Hoffman & Shaw parlent avec emphase, sans l'avoir
jamais pu démontrer dans aucune
Eau Minérale.

(a) De la noix de galle jettée dans un verre
d'eau minérale puisée à la source, la rougit
d'une couleur vineuse ou de fleurs de pêchers,
que nous n'avons jamais pu obtenir à Paris.

La quatrieme expérience sur-
tout, fait voir qu'une petite portion de fer tient très-fermement
à notre Eau Minérale, mais la
sixiême le démontre tout entier
dans la terre abforbante féparée
de l'eau qui, dans la cinquiême,
n'en donne plus aucun indice.
Il eft effectivement vrai que le
fer qui ne fe précipite pas dans
l'Eau Minérale dans l'efpace
d'une quinzaine de jours, y tient
auffi conftamment & ne s'en fépare en plus grande partie qu'a-
vec la terre abforbante, de maniere que tout ce que j'ai dit à
ce fujet à l'article de l'évaporation doit fe rapporter auffi à cette
légère portion du fer, qui eft fi
intimement liée avec la terre calcaire, qu'elle tient comme elle
dans l'Eau Minérale, tant que
cette eau eft confervée dans une
bouteille bien bouchée & exactement pleine. C'eft un fait dont

Je me suis affuré en effayant avec
la noix de Galle , la terre abforbante par portions, à mefure qu'à
différens dégrés d'évaporation,
elle faifoit divorce d'avec l'eau ,
je l'ai toujours trouvée donnant
des indices de fer.

La fixiême expérience comparée avec la feptiême , nous démontre inconteftablement dans
la terre abforbante une matiere
teignante par la noix de galle,
mais qui n'eft pas foluble dans
l'acide du vinaigre. De deux gros
de terre abforbante, il n'eft refté
que fix grains d'une matiere grife
qui ne s'eft pas diffoute dans le
vinaigre diftillé. Ce réfidu a
perdu prefque deux grains dans
l'acide vitriolique : comme je
foupçonnois que ce qui avoit été
diffout par cet acide étoit du fer,
j'en ai précipité une partie par un
alkali fixe & j'ai eu un précipité
jaune d'ocre qui étoit effective-

ment une terre martiale ; ayant versé sur la partie restante une goutte d'alkali phlogistiqué, le précipité étoit bleu de prusse.

Un pareil résidu d'une dissolution de terre absorbante ayant été traité au feu avec un flux réductif, s'est trouvé en partie attirable par l'aimant.

La huitième expérience sur le sel des Eaux qui n'a pas noirci avec la noix de galle, prouve bien clairement que ce sel ne concourt en rien à la dissolution du fer dans ces eaux.

Ayant mis en infusion deux onces de noix de galle dans une pinte d'Eau Minérale, huit jours après, la surface de la liqueur a commencé à noircir, elle étoit couverte d'une pellicule épaisse comme une feuille de papier très-fort, l'ayant enlevée pour la mettre sécher sur une assiette de fayance, au bout de vingt-qua-

tre heures on en voyoit une autre de formée, & ainſi de ſuite
pendant un mois qu'on enlevoit
juſqu'à deux de ces pellicules
par jour. Il en étoit de même de
l'expérience ſixiême qui donnoit,
comme il a déja été dit, des pellicules toujours plus épaiſſes, plus
noires & plutôt formées. Toutes
ces pellicules raſſemblées & ſé-
chées peſoient un gros & demi,
elles étoient luiſantes & lége-
res (a).

(a) Il eſt facile de juger de la prodigieuſe
diviſibilité d'un ſeul grain de fer qui peut être
en diſſolution dans une pinte d'eau minérale,
d'après le nombre des pellicules toujours noires qui étoient enlevées juſqu'à deux fois par
jour ſur une ſurface d'eau dont le diametre
étoit de trois pouces & demi ; & les trois gros
de terre abſorbante ſur laquelle on verſoit de
tems en tems de l'eau diſtillée, pour réparer
l'évaporation qui s'en faiſoit continuellement,
ont fourni de ces pellicules pendant pluſieurs
mois ; & quand on a ceſſé de les enlever, cette
terre en fourniſſoit encore : ces trois gros de
terre abſorbante ſont le produit d'environ ſept
pintes d'eau minérale.

On en a traité une partie par la diſtillation à la cornue au feu de ſable & ſans aucune addition que de quelques gouttes d'eau pour en former une pâte : il a paſſé dans le col quelques gouttes d'huile noire qui provenoit ſans doute de la matiere extracto-réſineuſe de la noix de galle, l'eau de la diſtillation étoit colorée & paroiſſoit graſſe à ſa ſurface, elle avoit une odeur & un goût d'empircûme, & le réſidu étoit en partie attirable par l'aimant.

Une autre portion de ces pellicules ayant été calcinée dans un creuſet, on y appercevoit auſſi quelques parcelles ſenſiblement attirables.

Pour m'aſſurer que la teinture rouge noire ne provenoit pas, dans toutes ces infuſions, de la noix de galle elle-même, j'en ai mis deux gros infuſer dans qua-

tre onces d'eau diſtillée, qui ont
donné une teinture d'un brun
clair & rien de plus, il ne s'eſt
formé à la ſurface de la liqueur
ni iris ni pellicule pendant un
mois qu'elle eſt reſtée en infuſion, comme cela eſt également
arrivé avec l'Eau Minérale de
l'expérience cinquième.

Les expériences par la noix de
galle, qui nous démontrent complettement le fer en parfaite diſſolution dans les Eaux Minérales
de Pougues, ne nous donnent
pas pour cela l'explication de ſa
maniere d'être dans ces Eaux. La
théorie en eſt d'autant plus difficile à établir que l'on y trouve
ce fer dans le même état de diſſolution que la terre abſorbante,
c'eſt-à-dire, libre de toute matiere ſaline & diſſout par lui-
même.

Nous voyons par la huitième
expérience que le ſel marin ni

l'alkali minéral, ne paroît aider
en rien à la diffolution du fer ni
à celle de la terre abforbante.
Je ne porterai aucun jugement,
je ne me permettrai pas même
de faire la recherche du moyen
que la nature peut employer pour
cette diffolution du fer, que
préalablement je n'aie vu la fource
de ces Eaux Minérales & fes environs (a).

Les bouteilles de grais dans
lefquelles ces eaux ont été tranfportées & dont plufieurs ont été
caffées exprès, fe font trouvées
au bout de cinq à fix mois qu'elles contenoient de l'eau, em-
preintes d'une terre martiale jaune qui s'imprime fi intimement
fur les parois qu'il eft impoffible
de l'en détacher en totalité ; mais
une bouteille de dix pintes ne
pourroit pas en fournir deux

______

(a) *Voyez* l'Examen préliminaire.

grains pefant de celle qui s'atta-
che ainfi (*b*). On y voit encore
une autre portion de terre martiale qui eft en dépôt filandreux
au fond des bouteilles, c'eft celle
qui s'eft précipitée la premiere &
prefque auffitôt que l'eau a été
puifée de la fource. Nous y avons
en même-tems trouvé des cryftaux de Spath calcaire très-diftinc-
tement figurés & incruftés fur les
parois du grais, à la maniere de
tous les fels qui fe cryftallifent.
Ces cryftaux font abfolument folubles dans tous les acides, &
ne font autre chofe que la terre
abforbante que nous voyons fe
précipiter & fe féparer de l'Eau
Minérale dès que l'évaporation
a lieu ; ces cryftaux n'ont de plus
que la forme cryftalline qu'ils

(*b*) Cette terre qui paroît une ocre pure,
eft une terre abforbante mélangée de terre martiale, de même que celle qui fait un dépôt filandreux.

tiennent d'une très-petite quantité d'eau , que Mr. Rouelle a
défignée dans les fels cryftallifés ,
fous le nom d'Eau de cryftallifation.

Ces dépôts ferrugineux dans
les bouteilles de grais ne font pas
une terre martiale dénuée de
tout phlogiftique , car il y en a
une partie qui eft foluble dans
les acides. Comme ces dépôts
fe font en différens tems & qu'une
autre partie de fer tient conftamment en diffolution tant que l'air
furabondant ne fait aucun mouvement dans le liquide , il paroît
que ces Eaux Minérales tiennent
en diffolution du fer , par parties
plus ou moins chargées de phlogiftique. Il eft encore vraiffembla-
ble que les Eaux Minérales, aérées
fur-tout , font capables de tenir
en diffolution dans les entrailles
de la terre, une plus grande quantité de ce métal que lorfqu'elles

font parvenues à fa furface, où
en fe raréfiant par la température
de l'air, elles fe dilatent & fu-
biffent un mouvement intérieur
qui doit occafionner un dérangement dans la combinaifon légère de plufieurs de leurs principes conftituans, & fingulierement du fer, dont on connoît
la difpofition naturelle à perdre
fon phlogiftique.

Sur la Rhubarbe.

La teinture de rhubarbe ou d'un
autre végétal, extraite par l'Eau
minérale inaltérée & comparée à
celle qui a été faite par l'Eau minérale rapprochée, nous fait bien
voir que dans la premiere Expérience, l'alkali minéral y eft fans
action, & qu'il jouit au contraire, dans la feconde, de la propriété qu'il a de rehauffer en couleur les teintures végétales.

Sur le Lait.

L'Eau minérale très-rapprochée ou encore mieux fon fel, décompofe au bout de quelques heures le lait ; il devient jaune, fe fépare par flocons grumelés, & dans l'efpace de vingt-quatre heures ou environ, il paffe à la putréfaction. On éprouve dans cette Expérience, de la part de l'Eau minérale ou des fubftances falines qu'elle contient, mêlées avec le lait, tout ce qui fe paffe dans le mélange de celui-ci avec un alkali pur dont l'action eft feulement plus rapide, mais les réfultats en font les mêmes. L'eau inaltérée ne peut avoir la même action & ne paroît pas en avoir fur le lait plus que l'eau commune, parce que la petite quantité d'alkali qu'elle contient proportionellement à fon volume, y eft divifé en des infinimens petits ;

ce qui se rapporte toujours à ce
que j'en ai déja dit à l'occasion
de la teinture bleue des végétaux.

Sur les Acides.

Les acides minéraux excitent
dans l'Eau minérale inaltérée,
une effervescence & un bouillonnement que plusieurs Chymistes
& particulierement Hoffman, a
pris pour une effervescence occa-
sionnée par l'union d'un acide
avec un alkali, dans son analyse
des Eaux de Seltz : & c'est même
en partie d'après cette expérience,
qu'Hoffman prétendoit établir
l'alkalinité des Eaux de Seltz,
que jusqu'à lui on avoit, au contraire, nommées acidules ; mais
M. Venel a prétendu que le sentiment d'Hoffman étoit une erreur nouvelle substituée à l'ancienne, & par l'analyse qu'il a
faite de ces eaux, il démontre
qu'elles ne sont ni acidules, ni

alkalines ; il n'en est cependant.
pas de même des Eaux de Pou-l
gues, qui sont véritablement al-l
kalines ; mais quoique j'y admet-x
te un alkali & une terre absorbante libre, ils y sont, comme)
nous l'avons déja dit , l'alkali
minéral sur-tout , en trop petite)
quantité pour exiger pour leur
saturation , la quantité immense ,
au contraire, d'acide nécessaire
pour épuiser d'effervescence l'Eau
minérale inaltérée , de maniere
que l'explication de cette effervescence donnée par M. Venel ,
pour les Eaux de Seltz , est tout-
à-fait applicable à celles-ci, à quelque petites différences près qui ,
proportionnellement au grand effet de cette effervescence , font
dans le fonds minutieuses , & ne
peuvent empêcher de convenir
qu'elle n'est due qu'au dégagement de l'air surabondant qui entre dans la composition naturelle

des Eaux de Pougues, comme
dans celles de Seltz. M. Venel ap-
pelle cet air furabondant, parce
qu'on peut le dégager facilement
de ces eaux, & qu'il préfume que
certains moyens employés à cet
effet, comme par exemple, la
fimple agitation de ces eaux, ainfi
que nous l'avons déja dit, n'o-
pere aucun dérangement fur une
autre portion d'air qu'elles contiennent & qui répond à celui que
contient naturellement l'eau commune. Il eft même difpofé à croire
que l'air de l'eau commune oppo-
fant plus de réfiftence pour fon
dégagement, que celui qu'il ap-
pelle furabondant dans les Eaux
aérées, y eft combiné d'une autre maniere: voici comme il s'ex-
plique, en devançant toujours
les excellentes expériences que
M. Macbride a faites par la fuite.
« Cette effervefcence, dit-il, a
» du être auffi peu expliquée,

» que le liquide qui en eſt le ſu-
» jet, étoit inconnu ; elle eſt due
» uniquement au dégagement de
» l'air diſſout ou uni à l'eau par
» l'action précipitante de l'acide
» avec lequel l'eau a plus d'affini-
» té qu'avec l'air : ce n'eſt donc
» pas d'une ſubſtance ſaline, c'eſt
» de l'eau même que l'air eſt dé-
» gagé dans cette efferveſcence.
» La grande affinité des acides
» avec l'eau eſt connue en chy-
» mie, & j'ai déja prouvé com-
» bien l'union de l'eau & de l'air
» ſurabondant étoit légere ; on
» peut donc ſe perſuader bien ai-
» ſément de la réalité de cette
» cauſe, mais je la démontre par
» les expériences ſuivantes.

   » Premierement, l'acide verſé
» dans l'eau de Seltz y reſte à nud,
» comme je l'ai déja prouvé plus
» haut ; donc il ne s'eſt pas uni à
» une ſubſtance alkaline, mais
» ſeulement à de l'eau qui ie laiſſe

» jouir

« » jouir, comme on sçait de la plu-
« » part de ses propriétés.

» 2°. En supposant même qu'-
» une petite partie de l'acide ver-
» sée dans l'eau de Seltz, s'y unis-
» se à une substance saline ou ter-
» reuse : du nouvel acide versé
» après cette combinaison, pro-
» duit le même phénomene ; l'ef-
» fervescence de quelque façon
» qu'on retourne l'expérience,
» soit qu'on en verse successive-
» ment & par parties une quan-
» tité (qui a un terme sans dou-
» te) soit qu'on en verse tout d'un
» coup dix fois plus qu'il n'en fau-
» droit pour saturer l'alkali sup-
» posé dans la quantité d'eau
» qu'on éprouve ; donc ce n'est
» pas l'union de l'acide à ce sel,
» qui occasionne l'effervescence.

» 3°. Plusieurs corps solubles
» dans l'eau & non miscibles aux
» alkalis, comme l'esprit de vin
» très-rectifié, des syrops ou du

„ fucre , des fels neutres très--

„ avides d'eau , &c. excitent des

„ effervefcences plus ou moins

„ confidérables , felon leur rap--

„ port avec l'eau.

„ C'eft comme acides & par-là

„ très-mifcibles à l'eau & même

„ comme un peu aérés, que les

„ vins aigrelets produifent par

„ leur mélange à l'eau de feltz

„ ce bouillonnement ou cette lé--

„ gere effervefcence, qui eft plus

„ fenfible, fi on ajoute du fucre à

„ ce mélange, parce qu'il réfulte

„ de ce dernier corps un liquide

„ plus vifqueux & que d'ailleurs

„ le fucre lui-même laiffe échap--

„ per quelque peu d'air qui lui

„ étoit uni (*a*). Hoffman a ob--

„ fervé que les vins doux huileux

„ n'excitent pas ce bouillonne--

„ ment dans l'eau de Seltz, ce

(*a*) Sans compter qu'il en déplace encore

en qualité de nouveau corps étranger très-

mifcible à l'eau.

» qui est digne de remarque : cet-
» te différence vient précisément
» de ce que les vins acidules fai-
» sissent l'eau plus avidement que
» les vins doux : la lenteur de
» l'union de ces derniers avec
» l'eau, est sensible à la vue.

» 4°. L'eau de Selts privée
» d'air, ne fait point effervescen-
» ce avec les corps qui l'exci-
» toient dans l'eau inaltérée ou
» aérée ; d'où je conclus en pas-
» sant, que l'eau commune ne
» peut présenter le même phéno-
» mene, que par conséquent il est
» propre à l'eau aérée comme
» aérée.

» 5°. Toutes les eaux aérées
» présentent le même phénome-
» ne, elles font effervescence avec
» les acides : je l'ai éprouvé sur
» celle de Bussan, sur celle de
» Spa & sur celle de Schwalbach
» & sur des dissolutions aérées
» tenant des sels exactement neu-

» tres & notamment du tartre
» vitriolé ».

Toutes les Expériences qui
viennent d'être citées d'après M.
Venel, réuffiffent également bien
avec les Eaux de Pougues; il y a
cependant une différence effen-
tielle entre elles, quant à l'alkali
furabondant & à la terre abforbante contenus dans nos eaux,
que M. Venel a raifon de ne pas
admettre dans celles de Seltz dont
le fel obtenu par la cryftallifation
eft cubique, comme je m'en fuis
affuré, pour le comparer à celui
que l'on retire des Eaux de Pougues. Tout ce que M. Venel fup-
pofe de l'union d'une petite partie de l'acide verfé fur l'eau de
Seltz, avec une fubftance alkaline ou terreufe, fembleroit devoir fe réalifer à l'égard de notre
Eau de Pougues, mais il n'en eft
rien. Lorfque cette eau a perdu
tout fon air furabondant par l'é-

vaporation infenfible , il n'y a plus d'effervefcence ; on peut donc inférer de-là , que l'alkali & la terre abforbante qu'elle contient, trouvent dans l'eau elle-même à raifon & par comparaifon de leur quantité refpective , un défenfif contre les atteintes de l'acide. J'ai mis exprès quatre onces d'Eau minérale dans un verre à large ouverture qui étoit couvert feulement d'un papier. Huit jours après que cette eau avoit été ainfi expofée à l'air libre , elle marquoit encore un peu d'effervef-cence , en verfant deffus de l'aci-de vitriolique concentré ; huit autres jours après , on y remar-quoit feulement un frémiffement qui pouvoit bien n'être point une effervefcence , mais fimplement l'effet ordinaire de l'affufion d'un acide très-concentré dans de l'eau commune. Plufieurs mois s'é-toient écoulés , je ne penfois plus à cette eau, lorsque par hafard elle fe trouva fous ma main; comme elle n'étoit point gâtée & qu'elle avoit feulement perdu toute fa faveur vive & piquante; j'ai encore tenté de verfer deffus de l'acide vitriolique très-concentré, qui n'a marqué fon entrée dans cette eau que par un léger frémiffement. Toutes les fois que j'ai verfé de l'acide vitriolique fur cette eau, elle rougiffoit toujours le fyrop de violettes.

Pour m'affurer de la poffibilité de ce fait, à en juger par comparaifon; j'ai fait diffoudre dans quatre onces d'eau diftillée du fel marin & de l'alkali minéral, à peu près dans les mêmes proportions qu'ils fe trouvent dans l'Eau minérale. J'ai verfé fur une portion de cette eau falée, une feule goutte d'acide vitriolique très-phlegmatique, il n'y a point eu d'effervefcence & ce mélange a rougi le fyrop de violettes ; j'ai répété la même expérience avec une goutte d'acide concentré, point d'effervefcence ; mais altération du fyrop de violettes en rouge. Voila donc une eau falée artificiellement compofée à l'imitation des Eaux de Pougues dont l'alkali, quoiqu'en furabondance, ne fait point d'effervefcence avec l'acide qu'on lui préfente, & nous voyons tout au contraire cet acide en diffolution conjointement avec cet alkali, conferver fon acidité & la propriété de teindre en rouge la couleur bleue des végétaux. Au refte, ce mélange artificiel qui eft l'affaire du moment, pourroit bien ne pas foutenir cette épreuve de comparaifon, fans qu'on fût en droit d'inférer de-là que l'alkali dans les Eaux minérales de Pougues, eft une chofe fuppofée (a) ; mais

(a) Il faut encore obferver que l'alkali

F iv

l'expérience fuivante nous donne la preuve la plus complette de fon exiſtence , ainſi que de l'état de furabondance dans lequel il ſe trouve naturellement dans ces eaux , par rapport au ſel marin.

Si on verſe un acide quelconque ſur une portion d'Eau minérale rapprochée par l'évaporation , & dans laquelle les principes ſalins ſe trouvent alors , comme je l'ai déja dit , moins étendus ; il s'y fait une effervefcence qui eſt l'union de l'acide avec une ſubſtance ſaline. Il n'eſt pas étonnant que les acides vitrioliques & nitreux , faſſent effervefcence avec une diſſolution de ſel marin ; mais les acides végétaux en font auſſi , & l'acide marin lui-même éclaircit la diſſolution , n'y cauſe aucun précipité ou preſque point , &

dans l'eau minérale , s'y trouve dans un état ſavoneux , qui doit certainement énerver ſes propriétés alkalines.

l'alkali minéral de l'eau acquiert par cette addition d'acide marin, l'état d'un sel neutre parfait qui ne verdit plus le syrop de violettes, ne précipite plus du tout la dissolution du sublimé corrosif, précipite la dissolution nitreuse constamment en blanc, & enfin cryſtaliſe en cubes ce qu'il ne faiſoit pas auparavant.

Si on employe l'acide vitriolique, il ſe ſubſtitue au lieu & place de l'acide marin, & l'on obtient un vrai ſel de glauber & pas un atôme de ſélénite, de même qu'avec l'acide marin on ne fait pas de ſel déliqueſcent.

L'Eau minérale dans cet état de rapprochement, a perdu ſon air ſurabondant; la plus grande partie de ſa terre abſorbante s'eſt précipitée viſiblement à meſure que l'eau a diminué de volume; la terre martiale ſuit la marche de la terre abſorbante, il ne reſte

donc plus dans l'eau très-rapprochée, que de l'alkali minéral libre & du sel marin, ainsi que les
expériences dernieres le démontrent évidemment.

Sur l'Alkali fixe.

L'alkali fixe en *deliquium* a précipité de deux livres & demie
d'Eau minérale inaltérée, trente
grains de terre absorbante, dont
26 à 27 grains étoient solubles
dans le vinaigre distillé. D'après
cette expérience, on peut y sup-
poser une terre absorbante libre,
car l'alkali fixe qui en a produit
le précipité, ne s'est point neutra-
lisé en s'unissant à un acide, mais
il y a conservé au contraire toutes ses propriétés alkalines. Il
pourroit paroître suspect que ces
trente grains de terre précipitée,
appartinssent en totalité à l'Eau
minérale ; on pourroit peut-être
présumer que l'alkali fixe en au-

roit fourni quelques grains , mais je m'étois auparavant asluré de la pureté de mon alkali. La précipitation de la terre s'est faite sans avoir occasionné aucun mouvement sensible dans l'Eau minérale ; cette terre a sans aucune résistance, cédé la place à celui de tous les corps de la nature qui , après les acides , est le plus soluble dans le liquide aqueux. D'ailleurs cette quantité de 12 grains par livre d'Eau minérale , n'est encore qu'à deux grains près celle qu'on en retire par son évaporation à siccité.

Sur l'Alkali phlogistiqué.

De l'alkali phlogistiqué versé dans de l'eau minérale , n'y a causé aucun changement ; mais dans la certitude où j'étois qu'elle étoit ferrugineuse , je devois en conclure qu'elle n'étoit point vitriolique ; car si le fer y eût été uni à un acide, j'aurois obtenu de ce mélange un bleu de Pruſſe. J'en ai vû la preuve en faiſant une diſſolution de la terre abſorbante des eaux mêmes par un acide minéral. Cette diſſolution m'a donné un vrai bleu de Pruſſe avec l'alkali phlogiſtiqué , parce que la terre abſorbante, comme j'en ai déjà fait l'obſervation, eſt toujours mélangée de terre martiale. Auſſi ai-je obtenu deux eſpeces de ſels neutres, dont l'un à baſe terreuſe & l'autre à baſe métallique, laquelle a été précipitée en bleu par l'alkali phlogiſtique, qui n'a d'action ſur le fer qu'autant qu'il eſt diſſout dans un acide. *Voyez* le Dictionnaire de Chymie à l'article bleu de Pruſſe, où la théorie de cette expérience eſt admirablement bien établie.

Sur l'alkali volatil.

L'alkali volatil a précipité de

l'Eau minérale, la même quan‑
tité ou a peu près de terre abſor‑
bante, que l'alkali fixe, & cette
terre eſt à tous égards la même
que celle qui a été précipitée par
l'alkali fixe.

Sur le Sel ammoniac.

Le ſel ammoniac pour la dé‑
compoſition duquel il a fallu
chauffer l'Eau minérale, eſt en‑
core une expérience qui y indique
l'exiſtence d'une terre abſorbante
dont le rapport avec les acides en
général, moindre que celui des
alkalis volatils, n'a pu effective‑
ment opérer la décompoſition du
ſel ammoniac qu'à l'aide de la
chaleur ; mais on peut dire de l'ac‑
tion de la terre abſorbante forti‑
fiée de ce ſecours, que ce n'eſt
pas pour l'alkali volatil, qui eſt
mobile à la moindre chaleur,
combattre à force égale. On a vû
que l'Eau minérale rapprochée a

au contraire, décomposé fur le
champ le fel ammoniac ; fi dans
cette feconde Expérience fur ce
fel neutre, la décompofition a
été fi prompte, on en trouve très-
aifément la caufe dans l'alkali
minéral, qui, comme nous l'a-
vons déja fait obferver, ne jouit
d'aucunes de fes propriétés dans
l'eau inaltérée, mais bien dans
l'eau rapprochée par l'évaporation. Le caractere propre de la
terre calcaire de cette eau, qui
après avoir rougi au feu dégage
à froid le fel urineux du fel ammoniac, eft bien démontré dans
cette Expérience.

Sur la diffolution d'argent & fur celle du fel de Saturne.

La diffolution d'argent áinfi
que celle du fel de Saturne, ont
été précipitées en blanc par l'Eau
minérale.

Si ces précipités fondus dans

en creuset, font d'une part la lune
cornée & de l'autre le plomb cor-
né, comme cela m'est arrivé ; il
n'y a pas a douter que ces mé-
taux n'ayent été précipités de
leur acide, par l'acide marin qui
seul a la faculté de leur donner
par la fusion, cette propriété.

Sur la dissolution du Sel mercuriel vitriolique.

La dissolution du mercure par
l'acide vitriolique, s'est mêlée à
de l'Eau minérale inaltérée, en y
excitant une effervescence assez
vive, qui est l'effet du dégagement
de l'air surabondant des eaux, occasionné par l'acide vitriolique,
qui fait avec le mercure un sel
avec surabondance d'acide. Cette
effervescence est la même que celle dont j'ai déduit la cause, en
traitant du mélange d'un acide
quelconque avec l'eau minérale.
Dans cette expérience ci, l'acide vi-

triolique après l'effervefcence n'eft unie à aucune matiere faline, ainfi que cela arrive, avec un acide pur mêlé à cette Eau minérale. La portion d'acide qui, dans ce fel mercuriel y étoit en furabondance, confervoit encore après cette effervefcence, les mêmes propriétés ; comme, par exemple, celle de rougir la couleur bleue des végétaux, & cette effervefcence n'étoit due qu'à l'affinité des acides avec l'eau, fupérieure à celle de l'air qui en eft dégagé & précipité, comme je l'ai déja dit. Mais fi l'Eau minérale a perdu cet air furabondant dans le mouvement de l'évaporation d'une partie de fon volume, & que par ce moyen les matieres falines qui entrent dans la compofition naturelle fe trouvent plus rapprochées ; il s'excite alors dans fon mélange, avec la diffolution mercurielle vitriolique, une effervef-

cence qui, au contraire de la pré-
miere, a pour caufe le jeu réciproque des matieres falines dont
il réfulte deux décompofitions
& deux récompofitions : l'acide
vitriolique abandonne le mercure
pour s'unir d'une part à la bafe
du fel marin des eaux & fait un
fel de glauber, & l'acide marin
d'autre part, s'empare du mercure pour faire du précipité blanc.
Ces deux échanges font démontrés, & par la cryftallifation &
par la fublimation. On obtient
par la premiere opération un vrai
fel de glauber très-diftinct par la
configuration de fes cryftaux, &
un fel mercuriel marin; & par la
feconde, un vrai fublimé mercuriel blanc dont le réfidu au fond
du vaiffeau fublimatoire diffous
dans de l'eau diftillée, &c. donne
auffi un fel de glauber.

Sur les dissolutions des sels mercuriels, marin & nitreux.

Comme la dissolution mercurielle nitreuse se comporte avec les Eaux minérales de Pougues, en plusieurs points essentiels, de même que la dissolution du sublimé corrosif, je traiterai de ces deux articles ensemble, afin d'éviter les répétitions.

La dissolution du sublimé corrosif versée sur cette eau minérale, s'y mêle sans la troubler; mais une demi-heure après le mélange fait, on apperçoit une pellicule qui fait des iris, la liqueur devient laiteuse, à commencer par sa surface, & insensiblement au bout de deux heures elle l'est en totalité, mais sans qu'il se précipite rien; on apperçoit seulement sur les parois du verre, au bord de la liqueur, quelques points jaune citron, que

» je pense être le précipité mercuriel par la terre absorbante de ces
eaux, qui, comme je l'ai fait
observer dans les expériences sur
le syrop de violettes, commence
toujours à se rassembler en masse
sur la surface de l'eau, dès qu'elle
est exposée en plein air dans un
vase ouvert.

Si cette même expérience est
faite dans un flacon bouché en
cristal, que l'on remplit exactement & que l'on bouche aussitôt
après le mélange des deux liqueurs, l'eau minérale n'a aucune action sur la dissolution du
sublimé corrosif, de même qu'elle
n'en a pas eu sur la couleur bleue
des végétaux, dans une expérience traitée de la même maniere.

Si l'eau minérale rapprochée
par l'évaporation de quatre onces
à une, est mêlée comme dans
la premiere expérience avec la

diffolution du fublimé corrofif, on obtient de ce mélange beau-coup de précipité couleur de bri-que clair , parce que c'eft alors l'alkali minéral qui fait l'office de précipitant.

La diffolution mercurielle ni-treufe eft précipitée dans cetre eau minérale , d'abord en jaune citron ; puis fi on continue de verfer de cette diffolution, il fe fait un nouveau précipité d'un jaune orangé , qui ne refte pas fufpendu dans l'eau autant que le prémier ; il fe pelotone en pe-tites maffes qui paroiffent être plus pefantes (*a*). Comme il eft démontré que la terre abforbante

(*a*) J'ai obfervé à la fource, que fi on fait une nouvelle affufion de diffolution mercur-rielle , les précipités difparoiffent & la liqueur reprend fa tranfparence ; en ajoutant de l'eau minérale, il fe fait de nouveaux précipités que l'on peut faire auffi difparoître , en verfant en-core de la diffolution mercurielle. Ces varié-tés dans ces précipités qui paroiffent & dif-paroiffent ainfi tant que l'on veut , dépendent

est diffoute par elle-même dans
l'eau minérale , & qu'il y a d'ailleurs une portion d'alkali minéral libre , il paroît indubi-
table que ces deux fubftances

de ce que le fel mercuriel eft avec excès d'a-
cide , & que l'eau minérale tient au contraire
en diffolution de la terre abforbante & un alkali minéral libre. Cette terre , & peut - être
auffi l'alkali , précipitent le mercure, l'un couleur de citron , & l'autre jaune orangé , pour
s'unir à l'acide nitreux avec lequel ils font chacun un nouveau fel neutre. Si on verfe de nouveau de la diffolution mercurielle ; comme le
liquide ne tient plus de terre abforbante ni
d'alkali libre , non feulement il ne s'y fait plus
de nouveau précipité , mais au contraire celui
qui y exifte eft abforbé fur le champ par l'acide
furabondant de la portion nouvelle de la diffolution mercurielle qu'on y fait entrer ; de maniere que l'acide nitreux fait avec l'alkali minéral , la terre abforbante & le mercure , trois
efpeces différentes de fels neutres qui n'ont aucune action l'un fur l'autre, parce qu'ils ont
chacun le même acide. De plus fi la double
décompofition du fel marin, de l'eau minérale & du fel mercuriel, a lieu, (comme on
ne peut en douter d'après la fublimation de ces
précipités) il y a dans ce même liquide un
quatrième fel, qui eft l'union de l'acide marin
avec le mercure : en fuppofant toutefois que

terreuſes & ſalines, ne ſoient les
matieres précipitantes du mercure en jaune. Mais comme je ne
veux rien avancer que d'après
l'expérience ; j'ai procédé, comme il ſuit, pour me mettre en
état de porter, à ce ſujet, un jugement certain.

Après avoir lavé & fait ſécher
le précipité citron de la diſſolution mercurielle nitreuſe, je l'ai
mis dans un vaiſſeau ſublimatoire, que j'ai placé ſur le feu dans
un bain de ſable ; il s'eſt, premie-

l'on ait verſé plus de diſſolution mercurielle
qu'il n'en faut pour la décompoſition du ſel
marin, la ſaturation de l'alkali & de la terre
abſorbante ; ce qui arrive toutes les fois qu'en
reverſant de la diſſolution mercurielle ſur le
précipité, il ſe rediſſout dans le liquide qui
reprend ſa tranſparence. Mais en ajoutant dans
ce mélange qui eſt devenu clair & limpide,
un peu de nouvelle eau minérale, l'équilibre
eſt rompu ſur le champ dans ces matieres ſalines ; la terre abſorbante & l'alkali minéral de
la portion d'eau ajoutée, décompoſent de nouveau le ſel mercuriel nitreux, & le précipitent
en jaune.

…ment, élevé au col du vaiſſeau un ſublimé rouge, qui eſt le ſel mercuriel nitreux, improprement appellé, précipité rouge. Comme cette diſſolution mercurielle eſt toujours avec excès d'acide, la terre abſorbante de l'Eau minérale ne décompoſe pas tout le ſel mercuriel ; il doit en reſter une partie qui ne perd que ſon acide ſurabondant, & c'eſt elle qui ſe ſublime en rouge ; le mercure qui forme un vrai précipité, exige un feu plus violent, & il ſe ſublime ſéparément ſous ſa forme métallique, mais on n'apperçoit dans le vaiſſeau ſublimatoire aucune trace de turbith minéral. Il ne paroît pas que dans ce prémier précipité le jeu des doubles affinités ait eu lieu, c'eſt-à-dire, que le ſel mercuriel nitreux n'a pas encore été décompoſé par le ſel marin de l'eau minérale ; mais ſi on continue à verſer de la diſ-

folution mercurielle, jufqu'à ce
qu'il ne fe faffe plus de précipité,
fur-tout fi l'eau minérale a été
un peu rapprochée par l'évaporation, ce précipité traité au feu,
comme on a fait au fujet du prémier, donne d'abord un fublimé
blanc & en aiguilles, puis un fecond qui eft rouge & qui exige
un feu plus violent. Il refte encore un fédiment d'un beau rouge, qui en faifant rougir fortement le fond du vaiffeau, devient par la fublimation un vrai
mercure révivifié.

Que la diffolution mercurielle
nitreufe foit précipitée par une
eau qui tient du fel marin en diffolution, c'eft dans l'ordre des
chofes; mais que la diffolution
du fublimé corrofif, ainfi que
celle du mercure par l'acide nitreux, foient précipitées par la
même eau en jaune, cela paroî-
troit furprenant, fi nous n'y re-
connoiffions

connoiffions pas la terre abforbante & l'alkali minéral. A l'égard des nuances différentes que nous voyons dans la couleur des precipités, il eft bon d'obferver que la terre abforbante, telle qu'on la retire des Eaux de Pougues par l'évaporation, après avoir été lavée, dépouillée de toute matiere faline, porphirifée & mêlée en nature avec les diffolutions mercurielles, ou bouillie dans de l'eau diftillée, les précipite bien lentement & jamais plus haut en couleur que le citron.

Si cette terre abforbante, employée ainfi à nud & libre de toute fubftance étrangere, donne moins de couleur aux précipités mercuriels que l'Eau Minérale inaltérée, elle nous fait voir par elle-même qu'elle n'eft pas dans l'Eau Minérale la feule fubftance qui lui donne la propriété de pré-

G

cipiter ces diſſolutions : & ce rai-
ſonnement eſt d'autant plus fondé que plus l'Eau Minérale eſt
rapprochée par l'évaporation,
moins elle contient de terre abſorbante & plus ſes précipités
mercuriels ſont alors colorés.

D'après les détails que je viens
de donner de tout ce que j'ai
obſervé dans les précipitations
des diſſolutions mercurielles, par
l'intermede immédiat de la terre
abſorbante libre & ſéparée de
l'Eau Minérale, je conclus qu'elle
contient une ſubſtance précipitante des diſſolutions mercurielles, autre que cette terre abſorbante & plus active, qui fait auſſi
partie de ſa compoſition naturelle. Je la trouve effectivement
dans la baſe du ſel marin, &
j'ai la ſatisfaction de voir que
dans ce fait de chymie la théorie
eſt tout à fait d'accord avec l'expérience ; car ſi l'on veut de ce

ſel en faire un ſel neutre, nous
avons vu dans les remarques ſur
les expériences des acides purs
mêlés avec cette Eau Minérale
rapprochée ou avec ſon ſel , que
c'étoit en ajoutant un acide quelconque que l'on y parvenoit ; &
que ſi c'étoit avec l'acide marin
qu'on le ſaturoit, ce ſel qui avant
cette addition précipitoit les deux
diſſolutions mercurielles en couleur de brique clair , ne précipitoit plus du tout après la diſſolution du ſublimé corroſif , &
précipitoit conſtamment en blanc
la nitreuſe par la loi des doubles
affinités ; donc la précipitation
en jaune dans ce dernier cas ſur-
tout étoit l'ouvrage de l'alkali,
puiſque la matiere ſaline qui provenoit de cette addition d'acide
marin cryſtalliſoit toute en cubes
& ne donnoit pas un atome de
ſel déliqueſcent , par conſéquent
il n'exiſtoit plus de terre abſor-

bante dans l'eau rapprochée ou dans le sel de l'Eau Minérale.

Je dois encore ajouter sur l'article de cette terre abforbante, que si on la calcine au point d'en faire de la chaux, elle eft alors en état de précipiter les diffolutions mercurielles couleur de brique, comme le fait un vrai alkali. On fait que l'eau de chaux & auffi la chaux produifent le même effet, mais j'ai éprouvé que la vieille eau de chaux ainfi que la chaux éteinte bien lavée, précipitent auffi lâchement & auffi peu coloré que la terre abforbante de ces eaux dans fon état naturel. Si par la même raifon, on lave bien la terre abforbante qui a été calcinée en chaux vive, pour en faire enfuite une chaux éteinte, on la ramene à-peu-près au même degré de celle qui n'a pas été calcinée, pour ce qui eft de la propriété de teindre les pré-

cipités mercuriels. Cette expé
rience n'eft-t-elle pas favorable à
l'opinion des plus célebres Chymiftes qui admettent pour l'ame
des couleurs le phlogiftique.

Si on précipite la diffolution
mercurielle nitreufe par l'Eau
Minérale rapprochée ou par fon
fel étendu dans de l'eau diftillée,
il s'excite dans le mêlange une
effervefcence très-marquée, d'a-
près laquelle on obtient le précipité jaune très-foncé, parce que
c'eft l'alkali de l'Eau Minérale
qui dans ce cas-ci, eft feul auteur de cette effervefcence, premierement en s'uniffant avec l'a-
cide nitreux furabondant dans
la combinaifon de ce fel mercuriel ; fecondement, en dégageant le mercure uni à l'acide
nitreux pour fe fubftituer à fa
place. Ce n'eft donc pas lors de
cette effervefcence l'affinité plus
grande de l'acide du fel marin des

eaux, qui agit fur le mercure nitreux, mais au contraire celle de
l'alkali minéral, par rapport à la
nature du fel mercuriel premierement, & fecondement par fa
plus grande affinité : & alors le
mercure libre fait un vrai précipité, tandis que d'autre part le
fel marin opere la double décompofition fur une autre portion de
fel mercuriel nitreux ou peut-
être encore fur celle abandonnée
par l'alkali minéral, qui peut
auffi fuivant fa quantité refpective avec celle de l'acide furabondant dans le fel mercuriel
nitreux qu'il attaque (*a*), l'altérer feulement en ne lui enlevant
de fon acide que de la portion
qu'il a en furabondance, ou le
décompofer en entier en s'em-
parant de tout l'acide nitreux &

(*a*) Dans ce cas on doit obtenir mêlé aux
précipités, un fel plus ou moins infoluble, de
la doctrine de M. Rouelle.

en formant avec lui un nitre quadrangulaire ; c'est alors qu'il doit
en résulter, comme nous venons
de le dire, un vrai précipité de
mercure.

Le nitre quadrangulaire obtenu dans ces précipitations de la
dissolution mercurielle nitreuse,
fuse très-décidément sur les char-
bons, ce que ne fait point ou très-
foiblement le nitre à base calcaire, & d'ailleurs la configuration de ses crystaux est une démonstration à laquelle on ne peut
se refuser. Cette expérience nous
produit donc une démonstration
nouvelle de l'existence d'un sel
marin dans ces eaux, & le vrai
précipité mercuriel, celle de l'alkali minéral libre.

J'ai également obtenu de la
sublimation du précipité par l'Eau
Minérale rapprochée ou par son
sel ; premièrement, un sublimé
blanc en éguilles ; comme il n'y

a que l'acide marin qui se sublime ainsi avec le mercure , il est dans cette expérience complettement démontré par la double décom-position du sel marin avec le sel mercuriel nitreux.

Secondement , un mercure su-blimé rouge qui est l'union de l'acide nitreux & du mercure.

Troisiemement , un mercure révivifié.

La sublimation du mercure su-blimé rouge qui a sur-tout eu lieu dans la premiere opération de cette espece , nous fait voir qu'une partie de ce sel n'avoit point été décomposée mais seu-lement précipitée , pêle mêle , avec le précipité proprement dit, & que n'ayant perdu qu'une por-tion de son acide , elle étoit de-venue insoluble eu égard à la petite quantité d'eau dans la-quelle se faisoit cette expérience. Comme ce sel s'est précipité sans

entrer en diſſolution , le ſel marin n'a pas pû opérer la double
décompoſition que préalablement la terre abſorbante & l'alkali minéral libre n'aient été ſa-
turés d'acide , c'eſt pourquoi le
ſecond précipité nous a donné
un mercure ſublimé blanc , ce
que n'avoit point fait le premier.

Sur la diſſolution du vitriol de mars.

La diſſolution du vitriol de
mars a été précipitée ſous forme
d'ocre jaune par l'Eau Minérale
inaltérée , mais par l'eau rapprochée , elle a été précipitée en bleu.
Dans la premiere expérience , c'eſt
la terre abſorbante qui a fait la
précipitation du fer , & dans la
ſeconde , dont l'eau rapprochée
avoit abandonné la plus grande
partie de cette terre , c'eſt l'alkali
minéral qu'il faut regarder com-

me phlogiftiqué (*a*), puifqu'il **a** précipité en bleu de Pruffe. L'acide vitriolique qui s'eft uni à la terre abforbante a donné dans la premiere une félénite , & dans la feconde un fel de glauber. *Voyez* le Dictionnaire de Chymie, aux articles *Alkali phlogiftiqué* , & *Bleu de Pruffe*, où la Théorie de cette précipitation du fer en bleu, eft admirablement bien établie.

Sur la diffolution d'alun.

La diffolution d'alun qui eft décompofée par l'Eau Minérale inaltérée, nous fait voir que la terre abforbante a plus d'affinité avec l'acide vitriolique que n'en a la terre argilleufe de l'alun. J'ai effayé fur cette même diffolution, de l'Eau Minérale qui ne contenoit prefque plus de terre abforbante. (*Voyez* l'expérience

(*a*) Nous avons déja dit qu'il étoit uni à une matiere graffe.

[155]

troisiême sur le syrop de violettes). Le précipité a été plus d'un
quart-d'heure à se faire, je déses-
pérois même d'en avoir. J'ai attri-
bué la lenteur de cet effet, ou à
la trop petite quantité de terre
absorbante contenue alors dans
cette eau, ou à ce que l'alkali
minéral étoit encore diffout dans
une trop grande quantité de liquide, car l'un & l'autre peuvent avoir concouru en commun
à cette précipitation, mais l'Eau
Minérale rapprochée, a précipité sur le champ cette diffolution.

Sur le sel marin à base terreuse.

Le sel marin à base terreuse
n'est point décomposé par l'Eau
Minérale inaltérée, mais il l'est
complettement par l'Eau Minérale rapprochée. Si on ne s'en
tient pas dans cette expérience
à la simple précipitation de la

bafe terreufe , & que l'on verfe peu-à-peu d'une diffolution du fel de l'Eau Minérale jufqu'à ce qu'il ne fe faffe plus de précipité, l'acide du fel marin à bafe terreufe fe fature de l'alkali furabondant du fel marin de l'Eau Minérale , & il en réfulte un fel marin parfaitement neutre qui cryftallife tout en cubes. Cette expérience donne la preuve la plus complette de l'alkalicité des Eaux de Pougues & du caractere de leur alkali.

Sur la diffolution de favon.

La diffolution du favon a été complettement précipitée par l'Eau Minérale inaltérée, en flocons blancs qui par le repos fe raffembloient au fond de la liqueur. La même eau rapprochée par l'évaporation, ne précipitoit plus le favon parce quelle étoit débarraffée de la plus grande

[157]

partie de fa terre abforbante , laquelle je regarde comme l'unique caufe de cette précipitation.

Dans la premiere expérience ,
l'Eau Minérale inaltérée ne prenoit point du tout le favon. Tous
les Chymiftes s'accordent à donner pour caufes de cette décompofition ou précipitation , la préfence d'un fel à bafe terreufe ,
ou d'un fel neutre quelconque ;
& on lit dans les *Elémens de
Chymie Pratique* , que « celles
» d'entre les Eaux Minérales ,
» qui ne contiennent que des
» fels neutres , tels que le fel
» marin , le fel d'Epfom , le fel
» de Glauber , ne laiffent pas d'ê-
» tre auffi des eaux crues par rap-
» port au favon , quoique les aci-
» des de ces fels étant unis à des
» alkalis , foient hors d'état de
» décompofer le favon. La rai-
» fon de cela eft que ces fels neu-
» tres font plus diffolubles dans

» l'eau que le favon & diffolu-
» bles à fon exclufion.

Dans la feconde Expérience , l'Eau minérale a très-bien pris le favon. Comme j'étois d'abord perfuadé qu'il y avoit dans cette eau un fel féléniteux , il étoit tout fimple d'en conclure que la diffolution du favon fe faifoit bien dans l'eau rapprochée , parce qu'elle ne contenoit plus rien de cette matiere faline qui , exigeant une trop grande quantité d'eau pour fa diffolution, en avoit été certainement précipitée & féparée par l'évaporation à mefure que l'eau diminuoit de volume.

Cette théorie de la précipitation ou décompofition du favon dans les eaux de fources, de puits & dans toutes celles défignées eaux crues, eft généralement reçue en chymie , & je n'ai lû dans aucun Auteur, qu'on lui affignât d'autres caufes.

[159]

Je ne puis cependant admettre
ni l'une, ni l'autre dans ces eaux-
ci, puifqu'il n'y a pas de fel féléniteux & que la précipitation du
favon n'y a lieu que dans l'eau
inaltérée, où les fels très-étendus
ne peuvent nuire à fa diffolution
& qu'au contraire elle y réuffit
très-bien, lorfque l'eau diminuée
des trois quarts de fon volume ne
tient plus en diffolution que des
matieres falines; tant que j'ai été
perfuadé de l'exiftence d'un fel féléniteux dans ces eaux, je propo-
fois comme une fimple préfomp-
tion feulement, d'admettre au
moins leur terre abforbante pour
caufe concourante à la précipitation du favon, fi elle ne mérite
quelque chofe de mieux, difois-
je alors; mais la fuite de mes travaux fur cette partie de l'analyfe, m'ayant appris qu'il n'y avoit
pas de fel féléniteux dans ces
eaux, m'a prouvé d'ailleurs qu'on

ne pouvoit y reconnoître d'autre cauſe de la précipitation & décompoſition du ſavon, que la préſence d'une terre abſorbante. C'eſt ce que je vais eſſayer de démontrer par des Expériences nouvelles qui, comparées avec les deux premieres, éclairciront de plus en plus cette matiere.

J'ai mêlé une diſſolution de ſavon faite dans de l'eau diſtillée, avec une portion d'Eau minérale, qui me paroiſſoit être dans un état moyen entre l'eau inaltérée & celle qui, par l'évaporation ſur le feu, avoit été réduite au quart de ſon volume. Je veux parler de l'eau qui avoit ſervi à l'expérience de l'air, page 137, & qui, le 22 Septembre, juſqu'au 28 Novembre 1767, ayant été continuellement expoſée dans un vaiſſeau de verre de huit pouces de diametre ſeulement, couvert d'un papier, avoit dépoſé preſque toure fa terre abforbante. Cette eau a cependant fait auffi cailleboter la diffolution du favon ; mais les flocons en étoient plus légers & plus rares que dans l'expérience précédente avec l'eau inaltérée ; ils ne fe raffembloient pas en maffes fi pefantes (*a*) ; d'ailleurs, après avoir précipité proportionnellement à l'eau inaltérée une bien moindre quantité de diffolution de favon, fi on y en verfoit une feconde ou une troifiême fois, il n'y avoit plus de précipitation, cette eau prenoit au contraire très-bien le favon.

En continuant de comparer ce qui fe paffe dans ces deux Expé

(*a*) Dans l'expérience par l'eau inaltérée, la plus grande partie des flocons, fur-tout des premiers formés, s'eft précipitée affez vite ; une autre partie eft reftée plus longtems fufpendue dans l'eau. Il me paroît que cette différence de pefanteur fpécifique dépend de la plus ou moins grande quantité de terre abforbante qui fe trouve unie au précipité du favon.

riences, j'ai vû que l'Eau minérale inaltérée, après avoir décomposé la quantité de favon diffout, nécessaire à la précipitation
de fa terre abforbante, acquéroit
par-là, de même que l'eau de cette
troifieme Expérience, la faculté
de bien prendre une nouvelle diffolution de favon : mais elle en a
précipité d'abord une plus grande
quantité que l'eau de la troifiême
Expérience, par la raifon que
cette eau inaltérée n'avoit encore
rien perdu de la terre abforbante,
qui fait partie de fa compofition
naturelle.

Si en féparant par le filtre,
l'Eau minérale de la premiere ou
de la troifiême Expérience d'avec
le précipité, elle paffe claire &
limpide; fi en effayant enfuite d'y
verfer une diffolution nouvelle
de favon, il ne fe précipite plus &
qu'au contraire elle le prenne
bien, c'eft une preuve que l'on a

faiſi le point juſte de la quantité de ſavon néceſſaire à la précipitation de toute la terre abſorbante, ſurtout ſi cette eau ſoutient encore l'épreuve ſuivante.

En verſant ſur une autre portion de cette eau filtrée quelques gouttes de *deliquium* de tartre, il ne doit plus ſe faire de précipitation de terre abſorbante, ſi la totalité en a été précipitée par le ſavon.

D'après ces deux épreuves, il me paroît donc certain que toute la terre abſorbante a été précipitée avec le ſavon, dans la premiere & dans la troiſiême expérience, & que c'eſt de l'abſence de ce principe terreux, que l'Eau minérale a acquis ſur le champ la propriété de diſſoudre le ſavon, puiſqu'il ne s'en trouvoit plus dans cette eau lors de cette diſſolution, & qu'il y en avoit aſſurément lors de la précipitation du ſavon. Si on évapore cette eau, elle ne dépoſe plus de terre abſorbante, & on en obtient comme de l'eau inaltérée, de l'alkali minérale, & du ſel marin neutre.

Le précipité que j'ai ramaſſé ſur le filtre, ayant été deſſéché à une chaleur très-douce, n'avoit pas l'air d'un ſavon tout-à-fait décompoſé. Le mélange intime qu'il avoit contracté avec la terre abſorbante de l'Eau minérale, paroiſſoit lui avoir cependant enlevé preſque toute ſon onctuoſité; il étoit bien moins gras au toucher & tout-à-fait inſoluble dans l'eau, dans l'eau-de-vie, dans l'eſprit de vin, ou même dans les huiles, & tels moyens que j'aie pris à l'effet d'en obtenir la ſolution en tout ou en partie dans ces menſtrues, ils ont été tentés inutilement. Si on le fait bouillir dans l'eau où il a été précipité & dans lequel il fait un magma blanc très-considérable; il se rassemble par l'ébullition à la surface de l'eau en une petite masse dure, friable & seche, & l'eau qui étoit laiteuse, reprend sa diaphanéité ordinaire & ne conserve plus du savon, rien autre chose, que son goût fade & gras. Il en est de même si on le fait bouillir dans une eau très-pure. En le faisant fondre au feu, dans un vase de terre vernissée, dès qu'il a perdu son humïdité, il prend la couleur, la forme & la transparence d'une résine brune. Dans cet état, il est sec & cassant quand il est froid, & ne peut être décomposé que par les acides très-concentrés.

Ces changemens observés par rapport à la nature du savon, annonçoient en général la désunion de l'huile d'avec l'alkali dans celui-ci, & par conséquent sa décomposition; mais comme j'étois prévenu pour le contraire, je

penſois que le ſavon n'étoit devenu inſoluble , que par l'union
intime qu'il avoit contractée avec
la terre abſorbante , & que s'il eût
été poſſible de diſtraire de ce mélange la terre abſorbante , par un
autre menſtrue que par un acide.,
on auroit trouvé le ſavon pur & ::
ſoluble comme auparavant. Car
l'alkali, diſois-je, qui lui donne
cette propriété, n'a pas été eſſen-
tiellement attaqué dans cette précipitation & cela ne paroît pas
même poſſible; il n'y a donc ſouffert qu'une eſpece de déplacement & d'extenſion dans la mixtion de ſes parties avec celles de
l'huile , par l'introduction nouvelle de cette terre abſorbante,
qui vient faire l'office d'intermédiaire , entre les molécules alkalines & les molécules huileuſes ; &
ne voyons-nous pas communément en Chymie, ajoutois-je, des
faits d'expérience tout-à-fait com-

parables à celui-ci. Il me paroît
donc facile de comprendre comment du mélange d'une eau qui
tient en diffolution une fubftance
terreufe, avec une autre eau pure
qui tient pareillement du favon
en diffolution ; il en réfulte une
précipitation & féparation de ces
deux fubftances d'avec l'eau, &
une infolubilité réciproque à laquelle elles concourent en commun, par la raifon que la terre
abforbante en diffolution d'une
part & en grande quantité fur-
tout, a bien peu d'adhérence avec
les parties de l'eau ; tandis que
d'autre part le favon n'eft auffi,
par la nature de fa mixtion, que
très-imparfaitement foluble dans
l'eau même la plus pure. Mais je
conviens de bonne-foi que toutes
ces fuppofitions étoient fauffes ;
car ce favon précipité eft tout-à-
fait décompofé par la terre abforbante des Eaux minérales, & tou-

te extraordinaire que puiſſe paroître la déſunion de l'alkali minéral & de l'huile, opérée par la
terre abſorbante pure & libre de
toute combinaiſon autre que celle de l'eau qui la tient en diſſolution, elle n'en eſt pas moins
réelle.

Les mêmes Expériences répétées dans le même ordre, avec
l'eau de chaux dont je regarde la
mixtion par rapport à la terre abſorbante, tout-à-fait comparable
à celle de ces Eaux minérales,
ont donné exactement les mêmes
réſultats. J'y ai ſeulement remar-
qué que comme elle contient un
peu plus de terre abſorbante que
les Eaux minérales, ſes précipités en entraînent davantage, ce
qui fait qu'ils ſont plus peſans,
plus ſecs & friables juſqu'à en
être pulvérulents, lorſqu'ils ſont
privés d'humidité.

Pour m'aſſurer de l'état poſitif
dans

dàns lequel se trouvoit le savon, après avoir été ainsi précipité, j'en ai d'abord dissout une demie once dans huit onces d'eau distillée & précipité ensuite cette dissolution avec deux pintes d'eau de chaux. Après avoir séparé la matiere précipitée par le filtre, j'ai évaporé cette eau jusqu'à siccité. Ces deux pintes ont donné seize grains pesants ou environ d'un résidu brun alkali, qui imprimoit sur la langue, l'action âcre & brulante d'un caustique & qui s'humectoit à l'air. Ce résidu ayant été lavé dans l'eau distillée, puis filtré, mis à évaporer, n'a donné aucune matiere saline distincte-ment crystallisée ; il faisoit effer-vescence avec les acides & for-moit avec eux des sels neutres dont la configuration des cryftaux donnoient à connoître que cet alkali étoit la base du sel marin. Comme ces deux pintes d'eau

H

avoient fervi à la précipitation du favon , l'on pouvoit raifonnablement préfumer que fon fel alkali paffoit dans ce réfidu , en fuppofaut qu'il y eût décompofition du favon ; pour m'affurer de la vérité du fait , j'ai exprès fait évaporer deux autres pintes de la même eau de chaux , pour pouvoir en comparer le réfidu avec celui dont eft queftion , & il étoit abfolument le même à la quantité près , qui n'étoit que de huit grains.

M. Meyer a effectivement obtenu de l'évaporation de cinq livres d'eau de chaux , dix grains d'un réfidu de matiere faline , qu'il décrit tout-à-fait pareil aux huit grains que m'ont donné quatre livres de cette eau.

La favon avoit donc fourni dans le premier réfidu , environ huit grains d'alkali minéral , ce qui prouvoit fa décompofition , que je vais conftater d'ailleurs par l'analyfe du précipité.

Ayant mis le magma qui étoit ſur le filtre dans un vaiſſeau de verre, j'ai verſé deſſus & à différentes repriſes de l'acide marin qui perdoit dans ce mélange ſon acidité ſans y cauſer d'efferveſcence. J'ai filtré la liqueur, fait évaporer & obtenu un ſel déliqueſcent & amer qui eſt le produit d'une terre abſorbante & de l'acide marin. Ce qui eſt reſté ſur le filtre n'étoit rien autre choſe que l'huile du ſavon, lequel avoit été décompoſé dans le mélange de ſa diſſolution avec l'eau de chaux, puiſque l'acide marin qui s'eſt neutraliſé comme je viens de le dire avec la matiere du précipité, n'a donné qu'un ſel déliqueſcent, & que ſi le ſavon eût été précipité en entier mêlé à la terre abſorbante, l'acide marin auroit trouvé dans ce précipité l'alkali minéral avec lequel il n'auroit pas manqué de faire un

H ij

fel marin ordinaire, avant de s'u-
nir à la terre qui n'auroit formé
d'union avec cet acide qu'après
la faturation parfaite de l'alkali.
D'ailleurs , l'Eau Minérale &
l'eau de chaux après avoir fervi à
la précipitation du favon , ont
donné par l'évaporation un réfidu de matiere faline plus confidérable qne lorfqu'on les évapore inaltérées. Je juge par cette
comparaifon du réfidu qu'elles
ne peuvent tenir cette augmen-
tation que des débris de la décompofition du favon. Ce réfidu
alkalin de l'Eau Minérale ou de
l'eau de chaux & la terre abforbante du précipité tous deux libres , font voir qu'il n'y avoit
dans ces eaux aucun fel à bafe
terreufe, & qu'enfin il n'y a eû aucune décompofition de fels neutres quelconques ; car l'Eau Minérale confervoit toujours le fel
marin que nous lui connoiffons,

& fans parler de ce fel qui n'a
joué aucun rôle dans cette précipitation, je puis dire que l'état
des matieres falines conftamment
alkalin après comme avant la précipitation & la décompofition du
favon, prouve d'une maniere très-
convaincante que dans l'Eau Minérale ainfi que dans l'eau de
chaux, il n'exifte d'autre précipitant du favon que cette fubftance terreufe, & j'ai déja fait
obferver que dès l'inftant où elles
avoient dépofé cette terre, elles
devenoient en état de bien prendre le favon. On voit encore par
ces expériences comparées, com-
bien notre Eau Minérale & celle
de chaux ont d'analogie par rapport à la terre abforbante que
chacune d'elles tient en diffolution.

Si, après les recherches très-
intéreffantes de Mr. Roux Docteur en Médecine de la Faculté

H iij

de Paris, & l'excellent Traité fur la chaux du très-célebre Apothicaire Meyer, l'on n'étoit pas aujourd'hui très-affuré que l'eau de chaux ne contient aucun des différens fels neutres que bien des Auteurs ont prétendu y avoir trouvé, nos expériences ne pourroient-elles pas donner quelques éclairciffemens fur cette matiere qui a exercé tant d'habiles gens, mais qui a fait naître auffi fur la mixtion de fes parties conftituantes, un grand nombre de fentimens fi oppofés, qu'il en eft très-fouvent réfulté les contradictions les plus formelles.

Les précédentes Expériences m'ont fait naître la curiofité de précipiter le favon avec une eau de puits, appellée communément eau crue. Deux pintes & chopine de cette eau évaporées, ont donné un gros & demi d'un réfidu blanc, falin & terreux dont

quarante-huit grains de terre abforbante libre , quarante - huit
grains de fel féléniteux & douze
à quinze grains de fel marin à bafe
terreufe. Une pinte & demi-fe-
tier de cette eau a précipité demi-
once de favon diffout dans une
chopine d'eau diftillée. Cette eau
féparée du précipité par la filtra-
tion & évaporée, a donné un vrai
fel de glauber, un peu de fel féléniteux & quelques grains de fel
marin à bafe terreufe. L'alkali
minéral du favon a précipité
dans cette eau-ci, la terre abforbante qui, unie à l'acide vitriolique, formoit le fel féléniteux ; &
cette terre abforbante , jointe à
celle qui y étoit libre & en diffolution, a fait union avec l'huile
du favon, & s'eft féparée de l'eau
en flocons blancs. Les Eaux minérales ou crues, qui tiennent de
la terre abforbante libre ou fous
forme de félénite , ne doivent ja-

H iv

mais décomposer le savon , de maniere qu'on puisse en appercevoir l'huile , parce qu'elle est sur le champ absorbée par la terre , qui lui donne la propriété d'être parfaitement insoluble , en lui enlevant en même-tems la faculté de se rassembler en molécules huileuses visibles.

Les Expériences multipliées que j'ai faites à ce sujet , & dont le détail seroit trop long, m'ont convaincu que la décomposition du savon est toujours complette dans ces eaux; la forme du précipité volumineux & blanc, ne peut en imposer qu'aux yeux , car j'ai constamment observé , par des Expériences qui ont été faites sur des eaux crues naturelles & sur des eaux crues factices, que pour avoir une décomposition du savon au point d'en voir l'huile seule séparée & nageante sur l'eau, il faut absolument que l'eau soit un peu acide. Si , fur de l'eau de puits, vous verfez quelques gouttes d'un acide quelconque , & que vous précipitiez avec cette eau une diffolution de favon, au lieu d'un précipité blanc & compofé de l'union de la terre avec l'huile, celle-ci fe fépare fous fa forme huileufe & vient à la furface de l'eau. En faturant de l'eau de chaux avec de l'acide vitriolique à un point jufte, on en obtient le même précipité de favon qu'avec l'eau de chaux ordinaire & il n'y a de différence que dans le réfidu de l'eau évaporée , qui donne du fel de glauber ; mais s'il y a quelques gouttes d'acide en furabondance , l'huile fe fépare en molécules huileufes & graffes.

Toutes les fois qu'il y a dans une eau quelconque , une terre abforbante libre, il y a toujours une féparation fubite du préci-

[178]

pité de favon d'avec l'eau , & il
eft toujours blanc , volumineux &
pefant. Si la terre y eft au contraire fous forme de félénite &
que la diffolution foit étendue
dans beaucoup d'eau , le précipité
peut refter uniformément fufpendu dans l'eau plufieurs jours , puis
il s'en fépare en flocons blancs ,
furtout fi on agite l'eau. J'ai même obfervé que dans un mélange
d'eau féléniteufe qui a un excès
d'acide , le précipité refte encore
mieux fufpendu , parce qu'il n'eft
en plus grande partie que de l'huile fimplement divifée ; mais pour
peu qu'on donne de mouvement
au vafe qui contient cette eau ,
l'huile fe fépare en flocons jau-
nes , gras & épais , & l'eau qui ref-
fembloit à une émulfion , reprend
fa tranfparence. Si, au contraire,
on y ajoute au moment du mélange , une plus grande quantité
d'eau de favon , l'eau devient très-

mousseuse & l'effet du précipitant
devient nul , parce que la petite
quantité de savon décomposé se
soutient alors dans l'eau par sa
très-grande division & y rentre
même en dissolution avec l'aide
de la portion de savon ajoutée,
qui n'est pas décomposée. La même chose n'est pas praticable dans
un précipité occasionné par la
terre absorbante libre & à si petite quantité qu'elle puisse même
être dans l'eau, (dès qu'il y en a
assez cependant pour rendre la
précipitation sensible,) par la raison que le précipité n'y est jamais
si divisé que dans les Expériences
avec le sel séléniteux & au contraire toujours en masse. Dans
l'eau qui tient une terre absorbante libre, l'action de la précipitation se passe directement entre cette terre, l'alkali caustique
& l'huile du savon ; l'union que
la terre & l'huile contractent en-

H vj

femble, eft alors d'autant plus fo-
lide, qu'il n'y a pour ainfi dire,
dans cette opération, aucune fubftance intermédiaire ; car l'eau
dans laquelle fe fait cette union,
femble devoir la favorifer par le
peu d'adhérence réciproque de la
terre avec elle ainfi qu'avec l'huile, & peut être auffi par l'affinité
qu'elle a au contraire avec l'alkali
du favon ; mais dans l'eau qui
tient en diffolution un fel féléniteux, dont la combinaifon eft dé-
truite par la préfence de l'alkali
du favon, c'eft l'acide de ce fel,
qui, en abandonnant fa terre,
s'empare de cet alkali, ce qui fait
en même - tems deux décompofitions (*a*) & deux recompofi-
tions (*b*) ; & pour peu que le
fel féléniteux foit avec excès d'a-

(*a*) Du favon & du fel féléniteux.

(*b*) L'union de l'acide vitriolique avec l'alkali du favon décompofé, d'une part, & celle
de l'huile du favon avec la terre abforbante
abandonnée par l'acide vitriolique, d'autre part.

cide, la terre abforbante ne contracte plus d'union avec l'huile, & en voici la raifon : L'acide vitriolique libre eft alors celui qui provoque d'abord & donne le mouvement à la décompofition du favon ; & comme il n'a pas de terre abforbante à préfenter à l'huile de la portion de favon, dont il enleve l'alkali, les molécules de cette huile fe raffemblent fur - le - champ pures & fans mélange d'aucune autre fubftance, ou elles reftent fufpendues & divifées dans le liquide, comme dans une émulfion. Cette premiere huile ainfi précipitée détermine toute celle qui provient auffitôt après elle de la décompofition réciproque du favon & du fel féléniteux, à fe précipiter de même, fans contracter d'union intime avec la terre abforbante (a); au con-

____

(a) Comme l'acide qui forme le fel félé-

traire de ce qui arrive dans la précipitation du ſavon par la terre abſorbante libre de l'eau minérale ou de l'eau de chaux, & même par le ſel ſéléniteux neutre. Mais dans cette expérience-ci il eſt naturel de voir une molécule d'huile s'accrocher & s'unir de préférence à une autre molécule d'huile pure, & ainſi de ſuite de proche en proche, plutôt qu'à une molécule hétérogêne de terre abſorbante; car on ſait que les ſubſtances ſem-

niteux n'agit alors qu'en ſecond ſur le ſavon, la terre de ce ſel devenue libre ſe préſente trop tard dans cette double décompoſition, pour contracter union avec l'huile, dont la première portion détachée du ſavon par l'acide libre eſt déja raſſemblée en maſſe. L'état de diviſion néceſſaire à opérer cette union, ne ſubſiſte donc plus dans l'huile. On retrouve bien ces deux ſubſtances mêlées enſemble; mais l'huile jouit dans ce mélange de toutes ſes propriétés, & c'eſt elle dans cette circonſtance qui commande à la terre : tout au contraire de ce qui ſe paſſe dans les précipitations par cette même terre libre ou par le ſel ſéléniteux ſans excès d'acide.

[183]

blables ont plus d'affinité enfemble qu'avec toute autre fubftance quelconque , & c'eft d'après ce principe certain que l'excellent Auteur du Dictionnaire de Chimie dit que l'affinité d'aggrégation s'oppofe à l'affinité de compofition.

Il réfulte de mes expériences fur la précipitation du favon par l'eau minérale ou par l'eau de chaux , que c'eft la terre abforbante contenue dans ces eaux , qui eft l'unique agent de fa décompofition ; & que cette terre forme avec l'huile feule du favon , après l'avoir enlevée à l'alkali , une combinaifon très intime qui , après avoir perdu toute humidité , prend la forme & l'apparence d'une réfine feche & tranfparente. Mais comment peut fe faire cette décompofition du favon par la terre abforbante ? Voici l'opinion que je propofe à ce fujet : je defire qu’elle foit jufte & conforme aux loix de la faine chimie. Un alkali caufti-que, par l’intermede duquel une huile devient mifcible à l’eau, doit dans cette diffolution même avoir une tendance continuelle à fe dégager de l’huile, pour fe livrer feul & tout entier à fon vrai diffolvant qui eft l’eau ; & ce diffolvant qui n’a pas d’affi-nité avec l’huile, doit concourir auffi de fon côté à favorifer cette défunion, parce que la préfence de cette huile avec laquelle l’eau ne contracte qu’une union d’in-termede, nuit à celle qu’elle fe-roit conftante & intime avec l’al-kali pur, dont l’affinité avec elle eft très-grande dans fon état de caufticité fur-tout. Si d’après ces difpofitions refpectives des fubf-tances qui compofent le favon & de l’eau qui le tient en une diffolution qui n’eft toujours

qu'imparfaite, on y mêle encore
une autre eau qui tienne aussi de
son côté une terre en dissolution , & avec laquelle elle n'ait
qu'une très - légere adhérence,
(dans l'eau minérale il y a de plus
de l'air en surabondance,) ces
trois différens principes, ou même
ces quatre, se trouvent unis dans
le même dissolvant qui est l'eau ;
ce mélange forme par conséquent
une eau surcomposée, dont chacune des diverses substances qui
la composent tend à se débaras-
ser de celle avec laquelle elle n'a
pas d'affinité, pour s'unir au contraire à la substance avec laquelle
elle a une affinité directe. C'est
ainsi que l'eau, qui est le dissolvant de l'alkali, ne prend que
cette substance en dissolution,
& que l'huile d'autre part s'unit
à la terre calcaire en se séparant
de l'eau sous une forme solide
qu'elle emprunte de son union

avec la terre , & le principe volatil de l'Eau Minérale recou-
vrant alors ses propriétés , passe
dans son élément qui est l'air.
L'affinité des alkalis & de l'eau
est une chose très-notoire en Chymie , mais celle de la terre absorbante ou calcaire avec les huiles,
& de la maniere dont elle se
présente dans nos expériences ,
est une propriété dans cette terre,
dont aucun Auteur de Chymie ,
au moins que je sçache , n'a
fait nulle part mention. Je dirai
cependant à l'honneur de Meyer,
que je crois pouvoir fortifier cette
hipotese, de son systême sur l'e-
xistence du *causticum* de la chaux
vive. Ce principe igné dans la
calcination de la terre calcaire ,
se fixe dedans cette terre & fait
la chaux. Il passe ensuite à la volonté de l'artiste , de la chaux
dans l'alkali fixe dans lequel il
augmente la causticité que l'on

connoît à la pierre à cautere. Cette opération prouve que le *caufticum* a plus d'affinité avec les alkalis falins, qu'il n'en a avec la terre calcaire. Si on admet enfuite, comme Meyer le prétend, que cette terre n'eft foluble dans l'eau, que par l'intermede du *caufticum* ou *acidum pingue* avec lequel elle forme un fel moyen d'une efpece particuliere (*a*), toutes les fois qu'on mêlera une diffolution de favon avec une eau qui tiendra une terre calcaire en diffolution, l'alkali cauftique du favon doit, en dépouillant cette terre calcaire de fon *cauf-ticum*, lui enlever par là la faculté d'être foluble, & la précipiter de fon diffolvant, ainfi qu'il ne manque jamais d'arriver dans toutes les eaux minérales de cette efpece. Mais cette terre entraîne

(*a*) *Voyez* Effais de Chimie de Meyer, chap. 9.

auſſi dans ſa précipitation l'huile du ſavon , avec laquelle elle forme cette combinaiſon très-intime dont il eſt préſentement queſtion. Comme c'eſt dans l'acte même de la précipitation que ſe fait l'union de ces deux ſubſtances , il eſt à préſumer qu'elle a lieu par le *latus* du *Cauſticum* ; & que ſi la terre en eſt abſolument dépouillée par l'alkali , elle en reprend ſur-le-champ de l'huile qui l'abſorbe en même tems ; & elles deviennent la terre & l'huile , à l'inſtant de leur union , tout-à-fait inſolubles dans l'eau , ainſi que dans tout autre menſtrue qu'un acide concentré. *Voyez* pag. 183 & ſuivantes.

Toute cette théorie de l'affinité de la terre calcaire avec l'huile du ſavon , eſt fondée ſur l'exiſtence du *Cauſticum* dans ces deux ſubſtances ; & elle me paroît aſſez vraiſemblable , ſi , com-

[189]

me Meyer le prétend , les terres
abforbantes ne font folubles dans
l'eau qu'autant qu'elles font combinées avec cette fubftance volatile , & fi la féparation de la
terre calcaire dans l'eau de chaux,
eft toujours l'effet de la perte du
caufticum. Il eft vrai que cette
terre qui eft cauftique tant qu'elle
eft en diffolution dans l'eau , devient douce & infipide dès l'inftant où elle a fait divorce d'avec
l'eau , & que l'alkali qui l'a précipite tient d'elle la caufticité qu'il
acquiert dans ce mélange (*a*). Le
Docteur Black prétend au contraire , que la caufticité & la folu-
bilitéde ces terres dépendent abfolument de l'abfence de l'air fixe , qu'il regarde avec le fameux
Hales comme le *Vinculum* ou
Gluten verum moleculis terreis

(*a*) Je me propofe d'effayer fi , en précipitant une très-grande quantité d'Eau Minérale
de Pougues , avec une once ou environ d'alkali
fixe , on parviendroit à le rendre cauftique.

adunandis. Il est vrai que c'est d'après ce dernier syftême que j'ai effayé d'établir une théorie de la féparation fpontanée de la terre abforbante d'avec l'Eau Minérale ; cependant je ne fais aucune difficulté de convenir préfentement que celui de Meyer me paroît plus vraifemblable, en fuppofant toutefois qu'une terre abforbante en diffolution dans l'eau n'eft pas abfolument dépourvue de caufticum, de même que le fer en diffolution dans l'eau n'y eft jamais fans phlogiftique, quoiqu'il fe précipite toujours fous forme d'ocre ou terre martiale.

Ce changement d'opinion eft fondé fur les obfervations ultérieures de la décompofition du favon, qui m'ont fait revenir fur mes pas. Mais comme je n'ai jamais eu d'autre intention dans l'entreprife de cette analyfe, que la recherche de la vérité, je laiffe

très-volontiers ſubſiſter tout ce
que j'avois conçu de favorable
au ſyſtême de Black, afin que
chaque Lecteur puiſſe le comparer librement avec celui de
Meyer ; il eſt certain qu'ils ſont
tous deux très-ingénieux & qu'ils
ont chacun leur côté favorable ;
cependant je penſe qu'il ne ſeroit
pas impoſſible de prouver dans
un parallele d'expériences, que
de ces deux ſyſtêmes celui de
Meyer eſt le plus ſolidement établi.

Je preſſens bien que l'une ou
l'autre de ces théories fondée ſur
des hypothéſes, doit être ſuſceptible d'une infinité d'objections
contraires aux principes ſur leſquels je l'établis, & quoiqu'il s'en
préſente naturellement pluſieurs
à mes réflexions, je ne m'en permettrai pas la réfutation dans la
crainte d'abuſer, par trop de pro-
lixité, de la forme qui convient à

cet Ouvrage , ainſi que du motif qui l'a fait entreprendre. Mon objet ſera à cet égard complette- ment rempli ſi , la nature de ces Eaux inconnue juſqu'aujour- d'hui étant bien développée dans cette analyſe , il réſulte de la dé- monſtration des différentes ſub- ſtances qui entrent dans leur com- poſition , que MMrs. les Méde- cins pourront en établir les ver- tus & propriétés fondées ſur des obſervations relatives & détermi- nées par la nature même des Eaux. Il eſt certain qu'on ne peut douter qu'elles ne ſoient très-ſa- lutaires , les expériences multi- pliées de pluſieurs ſiecles en font foi , mais encore faut-il convenir que de ſimples obſervations qui n'ont pu juſqu'à préſent être dé- duites que des effets ou d'après des principes faux , doivent avoir été ſujettes à des erreurs dans l'adminiſtration

l'adminiſtration ou dans l'application de ces Eaux.

Je n'ignore pas que deux excellens Chymiſtes ont fait, il y a ſei-
ze ans ou environ, l'analyſe des
Eaux de Pougues, mais elle n'a
jamais été publiée ainſi que celles
de toutes les Eaux Minérales de
France dont ils avoient été char-
gés & qui ſont faites en partie.
Ce travail interrompu doit exciter les regrets de tout bon Ci-
toyen.

CONCLUSION.

LES moyens d'analyſe que j'ai
employés pour découvrir la nature des Eaux Minérales de Pougues, vû les qualités & les propriétés des différens principes ou ſubſtances dont la combinaiſon naturelle conſtitue ces Eaux, forment un corps d'expériences de

I

tout genre que j'ai la satisfaction de voir se succéder à l'appui les unes des autres, pour constater de plus en plus l'existence réelle de ces diverses substances dans ces Eaux

Le premier moyen ne permet pas de douter que le principe volatil de ces Eaux ne soit positivement de l'air & de l'air tout-à-fait semblable à celui que nous respirons, & que leur saveur vive & piquante n'a en elle d'autre cause que la combinaison de cet élément.

Le second moyen, qui est celui de l'évaporation, nous fait aussi appercevoir sensiblement ce même principe volatil, qui s'échappe continuellement de l'eau sous forme de bulles.

Nous voyons par ce moyen la terre absorbante à nud qui cristallise à la surface de l'eau, & quand l'évaporation lente l'a dépoſée ſur les parois du verre, on y reconnoît le fer qui la colore. Chaque livre d'Eau Minérale contient quatorze grains de terre abſorbante, dont environ demi-grain de terre martiale.

C'eſt l'évaporation de l'eau qui en rapprochant les matieres ſalines, nous les préſente d'abord unies à la matiere graſſe & mêlangées avec la terre, & enſuite ſous forme cryſtalline quand on les a ſéparées par le filtre & purifiées, par des diſſolutions répétées, des autres ſubſtances qui ne ſont pas ſalines. La livre d'Eau Minérale contient de matiere ſaline onze ou douze grains, dont la plus grande partie eſt un alkali minéral avec une portion de ſel marin.

Le troiſiême moyen par les réactifs, nous démontre auſſi l'exiſtence de l'air ſurabondant de ces eaux, dans leur mélange avec

les acides, les petits vins, le su-
cre, &c. par l'effervescence qui
en provient (a).

La terre abforbante eft démontrée de plufieurs manieres par les
réactifs, mais fingulierement par
les alkalis fixes ou volatils qui la
précipitent de l'Eau Minérale,
pure & fans mélange.

L'exiftence du fer dans ces
Eaux, eft de même conftatée
par les expériences de la noix de
galle & par les diffolutions de
leur réfidu dans les acides, lef-
qu'elles mêlées enfuite avec l'alkali phlogiftiqué donnent un précipité bleu de Pruffe.

Le fel marin & l'alkali minéral
font fuffifamment démontrés par
les précipités de plufieurs efpeces

___

(a) J'ai prouvé que l'efpece d'effervefcence
produite par l'affufion d'un acide quelconque
dans l'eau minérale inaltérée, n'étoit pas l'effet
de l'union de cet acide avec une bafe, mais
celui du dégagement de l'air furabondant qui a
une moindre affinité avec l'eau que les acides.

que ces eaux font en même tems, d'une diffolution mercurielle nitreufe. L'acide vitriolique verfé fur le fel des eaux purifié, dégage l'acide marin de fa bafe & fait du fel de Glauber ; l'acide marin pur eft alors facilement reconnupar fon odeur & par les autres qualités qui lui font propres. Si au lieu d'acide vitriolique, on fature le fel des eaux d'acide marin, le fel qu'on obtient aprés cette addition, criftallife en totalité fous forme cubique.

La matiere graffe qui fe trouve unie aux fubftances falines, forme fur le champ de l'acide fulphureux volatil, fi on verfe deffus de l'acide vitriolique, c'eft cette matiere graffe qui donne une qualité favoneufe à l'alkali. Elle a encore été reconnue dans une portion de fel qui, ayant été pouffée à un degré de feu trop vio-

lent pour fa deſiccation , s'eſt
trouvée en partie dans l'état char-
boneux.

FIN

TABLE
DES CHAPITRES.

POUR L'ANALYSE CHIMIQUE.

Par M. Costel.

Fin de la Table des Chapitres.

ON trouve chez EDME, Libraire, plufieurs Exemplaires d'un livre intitulé : *Nouvelles idées fur la formation des foffiles*, auquel on a joint une Differtation fur la formation de trois différentes efpeces de pierres figurées qui fe trouvent dans la Bretagne, & une planche en cuivre. Ce bon ouvrage, fruit d'une rhéorie éclairée par les obfervations les plus exactes, doit trouver une place dans tous les cabinets des amateurs de l'Hiftoire Naturelle. Prix de ce Volume broché, 1 liv. 4 f.

Le même Libraire a des corps complets & des volumes féparés, à jufte prix, de tous nos Journaux François, *Trévoux, Mercure, Verdun, Années Littéraires, Confervateur, Obfervateur Littéraire*, &c.

APPROBATION

expreſſe & par écrit dudit Expoſant ; ou de
ceux qui auront droit de lui , à peine de
confiſcation des Exemplaires contrefaits, de
trois mille livres d'amende , contre chacun
des contrevenans, dont un tiers à Nous , un
tiers à l'Hôtel-Dieu de Paris , & l'autre tiers
audit Expoſant, ou à celui qui aura droit de
lui , & de tous dépens, dommages & intérêts :
A la charge que ces Préſentes feront enre-
giſtrées tout au long fur le Regiſtre de la
Communauté des Imprimeurs & Libraires de
Paris , dans trois mois de la date d'icelles ;
que l'impreſſion dudit Ouvrage fera faite dans
notre Royaume & non ailleurs , en bon papier
& beaux caractere, conformément aux Ré-
glemens de la Librairie , & notamment à celui du dix Avril 1725 , à peine de déchéance
du préfent Privilége ; qu'avant de l'expoſer
en vente , le manuſcrit qui aura fervi de copie à l'impreſſion dudit Ouvrage, fera remis
dans le même état où l'Approbation y aura
été donnée , ès-mains de notre très-cher &
féal Chevalier, Chancelier Garde-des-Sceaux
de France, le Sieur DE MAUPEOU ; qu'il
en fera enfuite remis deux Exemplaires dans
notre Bibliohéque publique , un dans celle
de notre Château du Louvre , & un dans
celle dudit Sieur DE MAUPEOU : le tout à
peine de nullité des Préſentes. Du contenu
defquelles vous mandons , & enjoignons de
faire jouir ledit Expoſant, & fes ayans caufes , pleinement & paifiblement fans fouffrir
qu'il leur foit fait aucun trouble ou empêche-
ment. Voulons que la copie des Préſentes,
qui fera imprimée tout au long, au com-

mencement ou à la fin dudit Ouvrage, foit
tenue pour duement fignifiée, & qu'aux copies
collationnées par l'un de nos amés & féaux
Confeillers, Secrétaires, foi foit ajoûtée comme à l'original. Commandons au premier
notre Huiffier ou Sergent fur ce requis de
faire, pour l'exécution d'icelles, tous Actes
requis & néceffaires, fans demander autre
permiffion, & nonobftant clameur de Haro,
Charte Normande, & Lettres à ce contraires.
Car tel eft notre plaifir. DONNÉ à Paris,
le mercredi feptieme jour du mois de Juin,
l'an de grace mil fept cent foixante neuf, &
de notre regne le cinquante-quatrieme. Par le
Roi en fon Confeil.

Signé LE BEGUE.

*Regiftré fur le Regiftre XVII. de la Chambre
Royale & Syndicale des Libraires & Imprimeurs de Paris, N°. 652, fol. 692, conformément au Réglement de 1723. A Paris,
ce 10 Juin 1769.*

BRIASSON, *Syndic.*

De l'Imprimerie de QUILLAU.